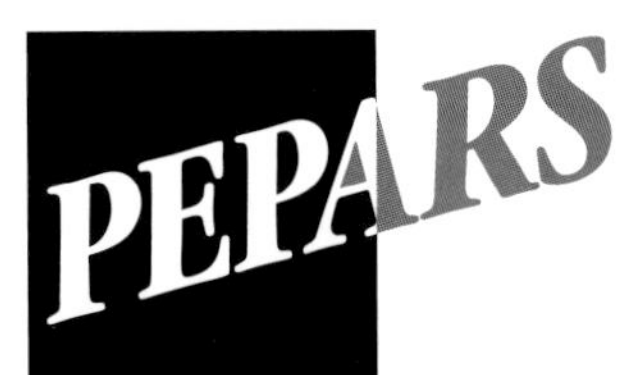

【ペパーズ】

編集企画にあたって…

前号(No. 190)の序文にも書きましたが，長年形成外科医を続けていて形成外科全般にわたるマニュアルが出版されていないことに気付き，この「形成外科基本マニュアル」が出来上がりました．もともとは1冊にまとめる予定でしたが，とても力作ばかりで，今回の第2刊にまたがる結果になりました．

さて第1刊は総論的な内容が中心でしたが，今回は各論的な内容が中心です．中でも「レーザー治療」「高周波・超音波たるみ治療」「ボツリヌストキシン」「眼瞼下垂」については過去のPEPARSの中でベストセラーになっている筆者の先生に執筆をお願いしました．治療にあたっての基礎知識や理論，診断，注意点が非常にわかりやすく，簡潔に記載されています．「顔面の局所皮弁デザインアトラス」では有用な局所皮弁のデザインのほとんどすべてが網羅されており，実際の臨床例の写真で述べられているので，実践的です．「唇顎口蓋裂と顔面先天異常」では，私が重要と考えている口唇口蓋裂について，レジデントが手術に臨む際の重要なことが分わかりやすく述べられており，もちろん小児における輸液量などについても記載されています．「顔面の皮膚悪性腫瘍に対する術前・術中・術後マニュアル」では，一番重要な基底細胞癌，有棘細胞癌，悪性黒色腫について治療法や注意点，取り扱い規約など簡潔に述べていただきました．「血管腫・血管奇形」では重要な診断，必要な検査，治療について的確に記載されており，もちろんISSVA分類についても記述されています．

「マイクロサージャリーにおける術前・術中・術後管理」では術前の検査，術中の注意点，皮弁チェックをはじめとする術後管理について適格に述べられています．「皮弁・穿通枝皮弁—遊離皮弁ポケットマニュアル—」ではとても理解しやすいシェーマがあり，皮弁挙上に際して必要な解剖学の知識が一目瞭然で分かります．「乳房再建術—マスターすべき3つの基本手術とピットフォール」では人工物による乳房再建，広背筋皮弁，DIEP Flapによる再建について，術前の計測や評価，手術方法について，分かりやすい図が追加されていて，とても理解しやすいと思います．「リンパ浮腫の診断とリンパ管静脈吻合」では正しい診断法や病状の評価を行いながら，治療を進めていく方法がわかりやすく述べられています．

最後に，前刊にも書きましたが，もっと他の内容を追加してほしいとか，こういう点を改善してほしいと言った貴重なご意見を出版社の方へお寄せいただければ幸いと考えます．

2022年10月

上田晃一

KEY WORDS INDEX

和文

欧文

WRITERS FILE

ライターズファイル（五十音順）

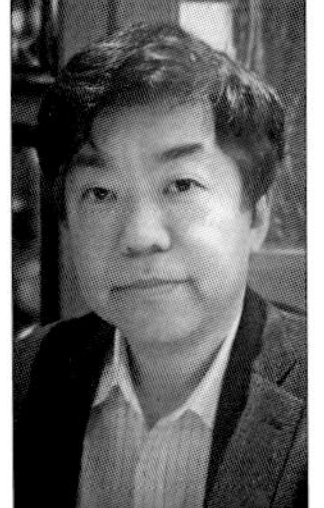

青木　　律
（あおき　りつ）

1988年　日本医科大学卒業
1996年　Royal Prince Alfred Hospital (Sydney) 形成外科再建外科手の外科，シニアレジストラ
1997年　Royal Children's Hospital (Melbourne) 小児形成外科，ビジティングフェロー
1998年　日本医科大学形成外科学教室，講師
2007年　同，助教授（2008年名称変更により准教授）
2008年　グリーンウッドスキンクリニック立川，院長
　　　　早稲田大学文学学術院非常勤講師（2017年まで）
2009年　日本医科大学非常勤講師（現在に至る）
2018年　（公）日本美容医療協会理事長（現在に至る）

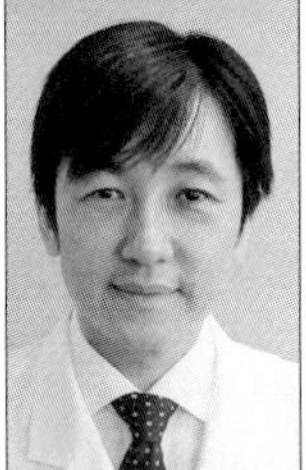

石川　浩一
（いしかわ　ひろかず）

1988年　防衛医科大学校卒業
　　　　同大学付属病院救急部形成外科入局
1994年　自衛隊中央病院形成外科・国家公務員等共済組合連合会三宿病院形成外科，医長
1995年　東京女子医科大学第二病院形成外科，助手・医局長
1998年　医療法人社団優成会クロスクリニック開設
1999年　東京女子医科大学第二病院形成外科，非常勤講師
2006年　同大学附属青山女性医療研究所美容医療科，非常勤講師

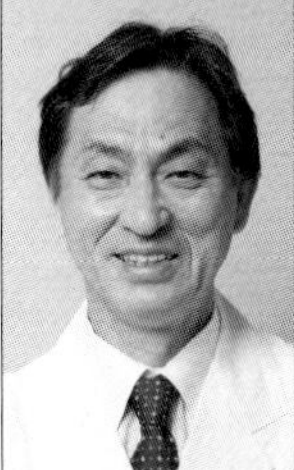

上田　晃一
（うえだ　こういち）

1984年　大阪医科大学卒業
　　　　同大学形成外科入局
1989年　埼玉医科大学総合医療センター形成外科，助手
1995年　大阪医科大学形成外科，講師
1999～2000年　英国オックスフォード大学留学
2000年　大阪医科大学形成外科，助教授
2004年　同，教授
2012年　同大学，臨床研修室長

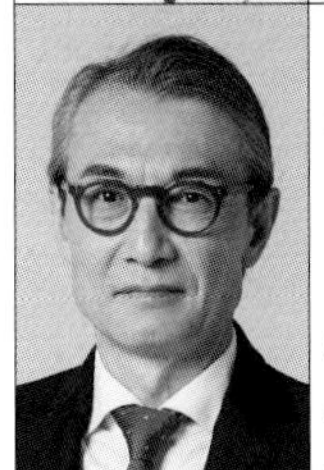

小室　裕造
（こむろ　ゆうぞう）

1986年　千葉大学卒業
　　　　東京大学形成外科入局
1988年　東京都立駒込病院形成外科
1991年　東京大学形成外科
1995年　東京警察病院形成外科
1998年　順天堂大学形成外科，講師
1999年　米国エール大学留学
2001年　順天堂大学形成外科，准教授
2010年　順天堂大学浦安病院形成外科・美容外科，教授
2015年　帝京大学医学部形成・口腔顎顔面外科，教授

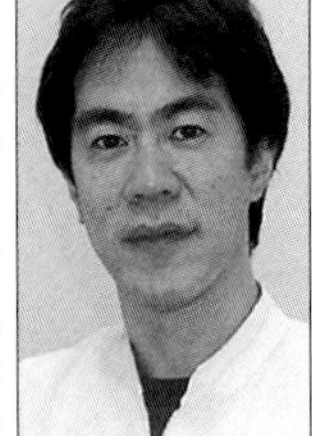

佐武　利彦
（さたけ　としひこ）

1989年　久留米大学卒業
　　　　東京女子医科大学形成外科入局
1991年　同大学第二病院形成外科，助手
1992年　川口市立医療センター外科
1999年　同センター形成外科
2000年　東京女子医科大学第二病院形成外科，助手
2002年　横浜市立大学附属市民総合医療センター形成外科，助手
2008年　同，准教授
2020年　富山大学学術研究部医学系形成再建外科・美容外科，特命教授
　　　　横浜市立大学，客員教授
2022年　富山大学学術研究部医学系形成再建外科・美容外科，教授

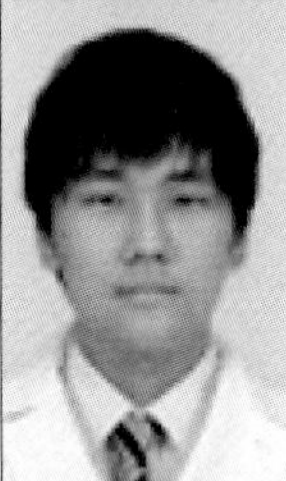

諏訪　健志
（すわ　けんじ）

2019年　北里大学卒業
　　　　順天堂大学医学部附属順天堂医院，臨床研修医
2021年　同大学形成外科学講座，専攻医
　　　　同大学医学部附属浦安病院救急診療科出向
2022年　同大学医学部附属浦安病院形成外科・再建外科

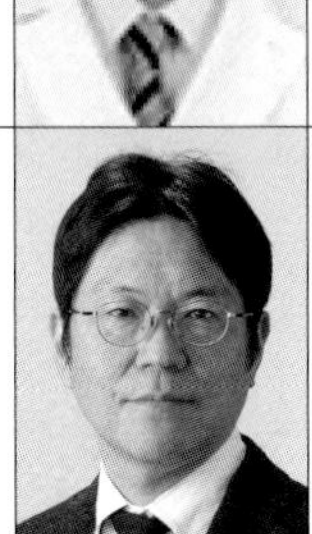

関堂　　充
（せきどう　みつる）

1988年　北海道大学卒業
　　　　同大学形成外科入局
1996年　国立がんセンター東病院頭頸科
1998年　旭川厚生病院形成外科，医長
1999年　ケンタッキー大学形成外科留学
2003年　北海道大学病院形成外科，助手
2005年　同，講師
2008年　筑波大学臨床医学系形成外科，教授

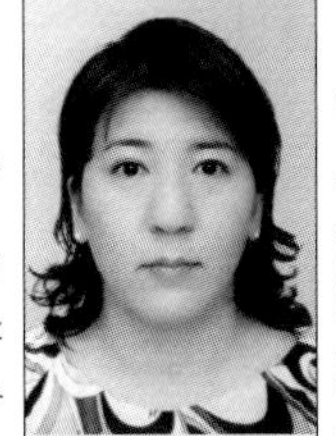

永井　史緒
（ながい　ふみお）

2004年　香川医科大学卒業
　　　　諏訪赤十字病院，臨床研修医
2005年　信州大学医学部附属病院，研修医
2006年　同形成外科，医員
2008年　長野赤十字病院形成外科
2009年　長野市民病院形成外科
2010年　信州大学医学部附属病院形成外科
2011年　諏訪赤十字病院形成外科
2013年　長野県立こども病院形成外科医長
2015年　信州大学医学部附属病院形成外科，診療助教
2017年　同，助教

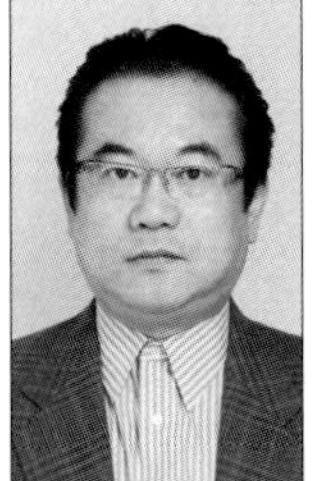

中岡　啓喜
（なかおか　ひろき）

1983年　愛媛大学卒業
1989年　同大学医学部附属病院，助手
1999年　同大学医学部，講師
2002年　同大学医学部附属病院，講師
2010年　同，准教授

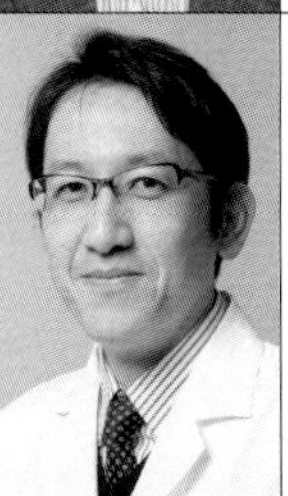

塗　　隆志
（ぬり　たかし）

2003年　大阪医科大学卒業
　　　　同大学形成外科入局
2005年　埼玉医科大学総合医療センター形成外科，病院助手
2006年　大阪医科大学形成外科，助教
2014年　同，講師
2016年　Chang Gung Memorial Hospital, visiting scholar in craniofacial surgery
2018年　同（2021年～大阪医科薬科大学），准教授

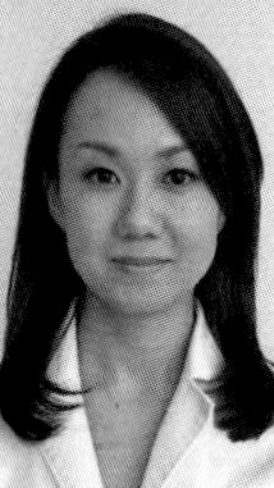

花井　　潮
（はない　うしお）

2003年　東海大学医学部卒業
　　　　同大学，臨床研修医
2005年　同大学医学部外科学系形成外科学，臨床助手
2009年　同，助教
2014年　同大学付属八王子病院形成外科，助教
2016年　同大学医学部外科学系形成外科学，助教
2017年　同，講師
2020年　同，准教授

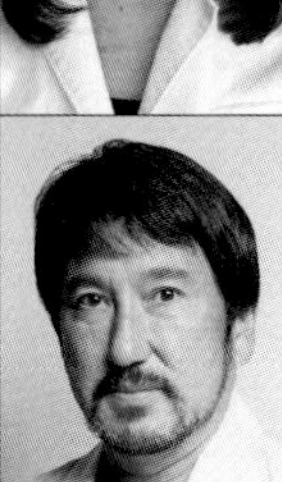

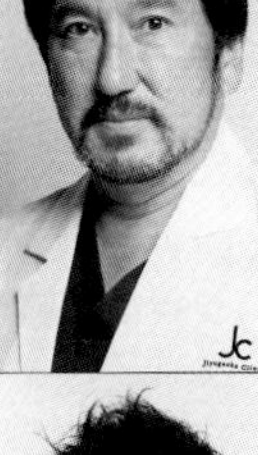

古山　登隆
（ふるやま　のぶたか）

1981年　北里大学医学部卒業
　　　　同大学医学部形成外科入局
1985年　同，チーフレジデント
1987年　同，研究員
1988年　同，講師
1995年　自由が丘クリニック開設
2019年　千葉大学医学部形成外科，非常勤講師

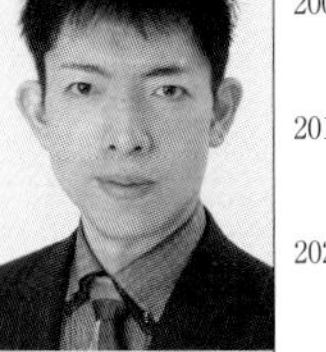

前田　　拓
（まえだ　たく）

2006年　神戸大学卒業
　　　　北海道大学形成外科入局
2018年　同大学大学院博士課程修了
　　　　同大学形成外科，助教
2022年　同，講師

CONTENTS

こんなマニュアルが欲しかった！
形成外科基本マニュアル［2］

編集／大阪医科薬科大学教授　上田晃一

【ペパーズ】
PEPARS No.191／2022.11◆目次

「PEPARS®」とは Perspective Essential Plastic Aesthetic Reconstructive Surgery の頭文字より構成される造語．

PEPARS No.191：1-7, 2022

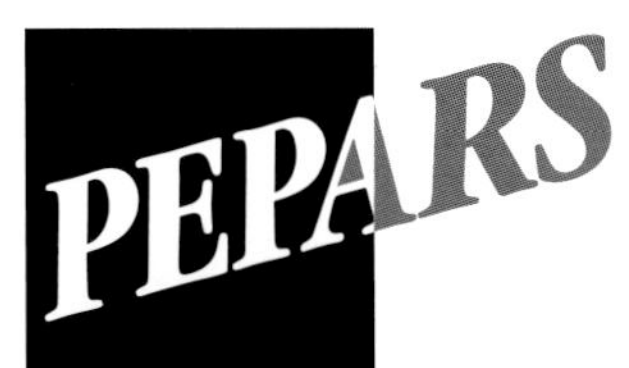

◆特集／こんなマニュアルが欲しかった！形成外科基本マニュアル[2]

レーザー治療における術前・術中・術後マニュアル

青木 律*

Key Words：レーザー(laser), 原理(principle), 波長(wave length), パルス幅(pulse duration), 選択的熱融解(selective photothermolysis)

Abstract レーザーとは単一波長ですべての波形が同期した高収束で高出力の電磁波である．熱緩和時間(TRT)よりパルス照射が短時間であれば選択的な熱融解が可能となり，太田母斑などの色素性病変の無瘢痕治療が可能になる．またTRTより長い照射であれば血管腫や脱毛などの治療が可能になる．レーザー照射の副作用は熱傷と照射後の色素沈着である．これらは照射前アセスメントと説明によりトラブルの回避が可能である．

はじめに

レーザーとは特定の単一波長の光(電磁波)を増幅し発振する装置のことであり，形成外科領域では皮膚表在性疾患の治療と美容目的で使用される．治療原理を理解すれば安全かつ効率的な治療が可能であり，また未知の機種や新製品などの理解も容易である．本稿では数多くの種類のレーザー機器を数学物理的な領域には踏み込まず，なるべく少ない原理で理解できるように整理して解説する．

* Ritsu AOKI, 〒190-0023 立川市柴崎町3丁目11-20 グリーンウッドスキンクリニック立川，院長

レーザーとは何か？

自然界に存在する光(light)とは人間の目で見える可視光線のことであり，波長が概ね380～780 nmの電磁波である．自然光は様々な波長を含み，それぞれの波長は同期していない．このため光をプリズムに通せば屈折率が異なるため光は様々な波長に分けることができ，光源から発せられた光は拡散する(図1-a)．

一方レーザーとは発振子と呼ばれる装置にエネルギーを与えそこから発せられる単一波長で波形が同期し増幅された電磁波である．自然光に比べて収束性が非常に高く(拡散しない)，また高出力が可能である(図1-b)．

世界初のレーザー発振はルビーを用いて可視光線領域(694 nm)で成功したためLight Amplification by Stimulated Emission of Radiation(刺激された誘導放出による光の増幅)の頭文字からLASERと命名された．現在は可視光ではない赤

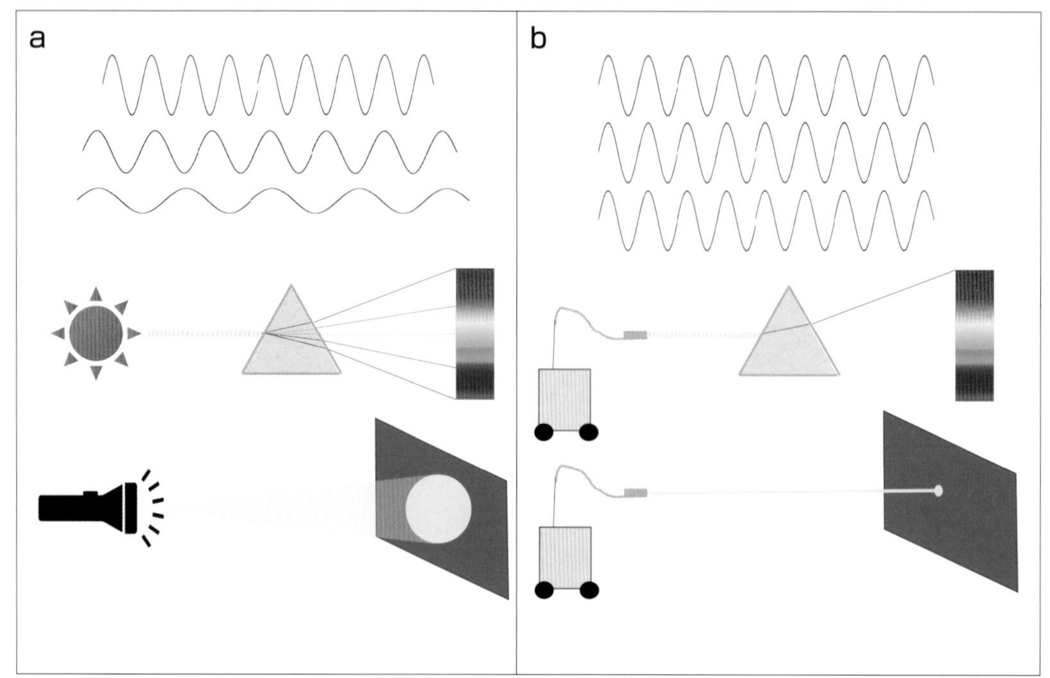

図 1. 自然光とレーザーの違い
自然光の波長は様々であり同期していないがレーザーの波長は単一で同期している.
したがって収束性が高く出力が高くなる.

外線波長のレーザーも開発されているがLASERの呼称が使用されている.

またレーザーを発振することが可能なレーザー発振子にはルビーやアレキサンドライトのような固体, 炭酸ガスのような気体, そして色素(ダイ)レーザーのような液体がある.

レーザーは発振子により発振される波長が決まっており, 発振子が異なれば波長は異なる. また発振の様式は炭酸ガスレーザーのように連続的に発振が可能なものと, その他の多くのレーザーのように断続的に短時間発振されるものがあり, 後者をパルス発振と呼ぶ. パルス発振ではレーザーが発せられている時間のことをパルス幅と呼び, 便宜的にロングパルスレーザー, ノーマルパルスレーザー, Qスイッチ付きレーザー(ナノ秒レーザー), ピコ秒レーザー(サブナノ秒レーザー)などと呼ぶ.

レーザー機器を理解するために必要なことは波長とパルス幅の2つだけであると言っても過言ではない.

またレーザーに限らず電磁波は波長が大きいものほど深達性が高く, 波長が短い電磁波は深達しにくいという一般的な性質も理解しておく必要がある. これは波長が大きい方が物質中の分子を迂回しやすいということである.

選択的光熱融解 (Selective Photothermolysis ; SPT)理論

1983年にAndersonにより提唱された理論である[1]. 要約すると, 標的に対して吸収効率が高い波長のレーザーを適切な強さで適切な短時間だけ照射すれば, 標的だけを熱破壊することができる, という理論である.

そもそも物体は波長により光エネルギーの吸収効率に差がある. 例えばルビーレーザーの波長である694 nmのレーザーはメラノゾームにはよく吸収されるが, コラーゲンやヘモグロビンに対する吸光度は低い(図2). レーザーの光エネルギーは光源から標的に吸収され熱エネルギーに変換され, その熱エネルギーは周囲組織に伝導される. 例えば太田母斑にルビーレーザーを照射すると, 真皮のメラノゾームは光エネルギーをよく吸収し

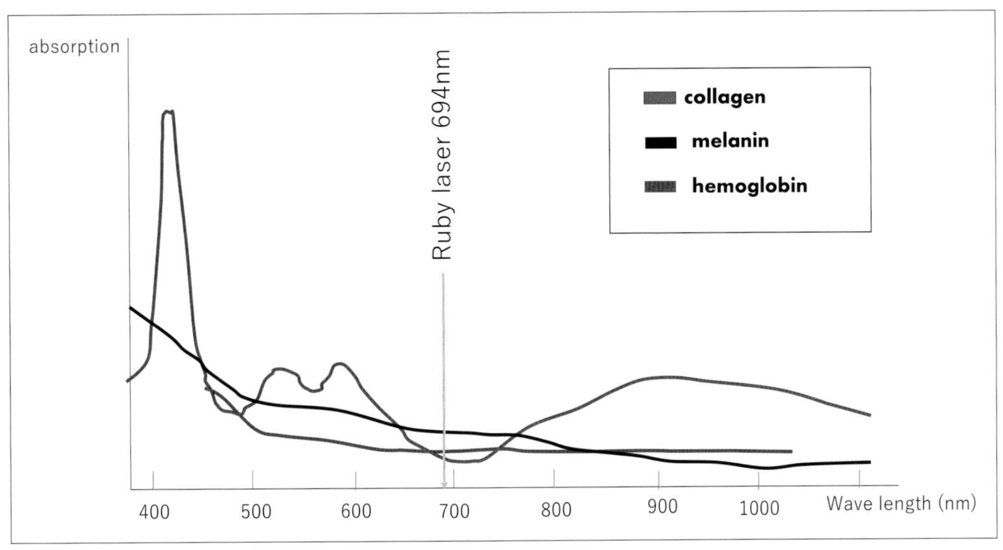

図 2. 波長と吸光度の関係
ルビーレーザー(694 nm)の光はメラニンによく吸収され，コラーゲンやヘモグロビンの吸光度は低い.

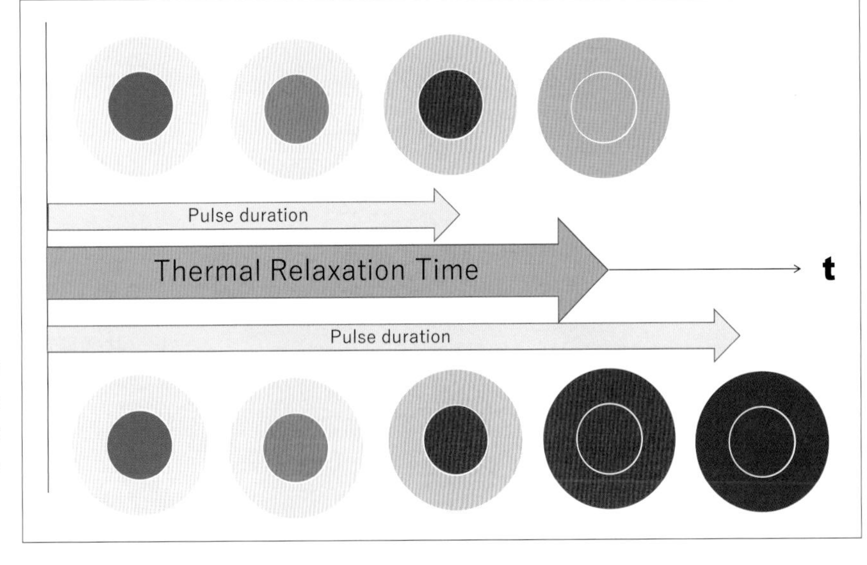

図 3.
TRT の説明
細胞中の標的は TRT 以降熱均衡に達する. 温度はレーザー照射中どんどん熱くなるので TRT>パルス幅であれば標的の温度が一番高くなる.

てメラノゾームが熱せられる. 次にメラノゾームの熱が周囲の組織に伝達され，メラノゾームの温度は徐々に低下する. 与えられたエネルギーが半分になるまでの時間を熱緩和時間(TRT；Thermal Relaxation Time)と定義するが，これは標的に与えられたエネルギーと，周囲に逃げたエネルギーが均衡するまでの時間のことで, TRT に達した時点でエネルギーは均衡状態に達し(閉鎖された熱環境においては)，それ以上の熱エネルギーの移動は起きない.

仮にパルス幅が TRT より短ければ，レーザー照射された細胞において最も高熱なのはレーザー照射終了時の標的であり，その後 TRT の時点において標的と周囲組織の温度は平衡に達する(図 3 上段). 逆にパルス幅が TRT よりも長ければ，標的に吸収された熱エネルギーは TRT で温度平衡に達し，その後も標的にエネルギーが加えられその熱が周囲組織に伝導するので，最高温度は照射終了時点での照射細胞全てであり，標的と周囲組織に温度差はない(図 3 下段).

前者において標的の最高温度が標的を破壊するに十分なエネルギーであり，かつ TRT 時点での周囲組織の温度がそれを破壊するに十分でなければ，レーザーによって標的だけを破壊することができる．

この原理を選択的熱融解理論と言う．

熱緩和時間は物理学的に以下の式で与えられる．

$TRT = D^2/16\kappa$

（D：直径　κ：熱拡散係数 thermal diffusivity）

例えばメラノゾームの直径は200〜300 nmであり，熱拡散係数は：$1.4\times10^{-7}m^2s^{-1}$ であるからこれを代入すると，

$TRT = (300\times10^{-9})^2/16\times1.4\times10^{-7} \fallingdotseq 0.4017\times10^{-7}(s) = 40.17(ns)$

となる．一方，Qスイッチルビーレーザーのパルス幅は20 nsでありメラノゾームのTRT（約40 ns）より十分短いため，同レーザーによってメラノゾームの選択的熱融解が可能であることがわかる．

一方直接の標的に色素を有していない場合，TRTよりもパルス幅を長くすることにより色素周囲を熱融解することが可能であり，例えば色素レーザーによる血管腫の治療や脱毛レーザーに応用されている．

レーザーリサーフェシング

上記のような選択的熱融解ではなく，炭酸ガスレーザーを代表とする水に吸光度の高いレーザーを皮膚に照射すると，非選択的な治療が可能になる．これはすべての細胞が水を含むからである．このようなレーザーを高出力で短時間照射すると皮膚は瞬時に蒸散し，また低出力あるいは比較的水に対する吸光度が低い波長で照射すると凝固する．

例えば色素性母斑に炭酸ガスレーザーを照射すればこれを除去することが可能であるし，また皮膚一面に照射をするとニキビ瘢痕などの凹凸を平坦化すること（リサーフェシング）が可能になる．この時，一様に浅く照射をするのではなく，部分的に深く照射を行い，これを複数回照射するような方式をフラクショナル方式と呼ぶ[2]（図4-a）．フラクショナル（fractional）とは分割的なという意味であり，フラクショナルレーザーでは複数回を一定間隔で照射することにより治療面積が徐々に増大する（図4-c）．つまり治療回数と面積を分割するという意味である．そしてフラクショナル方式のレーザーには蒸散を行うablativeなものと，凝固を行うnon-ablativeなレーザーがある（図4-b）．従来型のリサーフェシングでは深い照射を行うと瘢痕のリスクがあり，また照射後の炎症後色素沈着（post inflammatory hyperpigmentation；PIH）が遷延化するが，フラクショナルレーザーでの創傷治癒は上皮化と創収縮という2つの機序で治癒するため仮に真皮に至るような深い照射であっても瘢痕形成は起こらないとされる．

適応疾患，手技，禁忌

1．共通事項

レーザー治療の原則は高出力の光治療による皮膚組織の熱融解である．したがって標的（対象疾患）に適した出力の設定が安全な治療の基本である．また患者のみならず施術者，介助者の眼球の保護が必須であり，照射中に誤って第三者が治療室に入室しないよう施術室には施術中に施錠する必要がある．さらに暗い部屋では瞳孔が散大しレーザー光が網膜に到達するリスクが高くなるため，照射室は明るくすることが（それは皮膚病変の境界をはっきり見るためにも）必要である[3]．また特に蒸散型のレーザーの場合，蒸散した皮膚による感染を予防するために吸引装置（HEPAフィルター装着の物）を使用すべきである．また治療室の環境において複数の異なるレーザーが設置してある場合，誤照射，誤操作を防ぐために使用するレーザー以外のレーザーの電源はオフにしておくべきである．

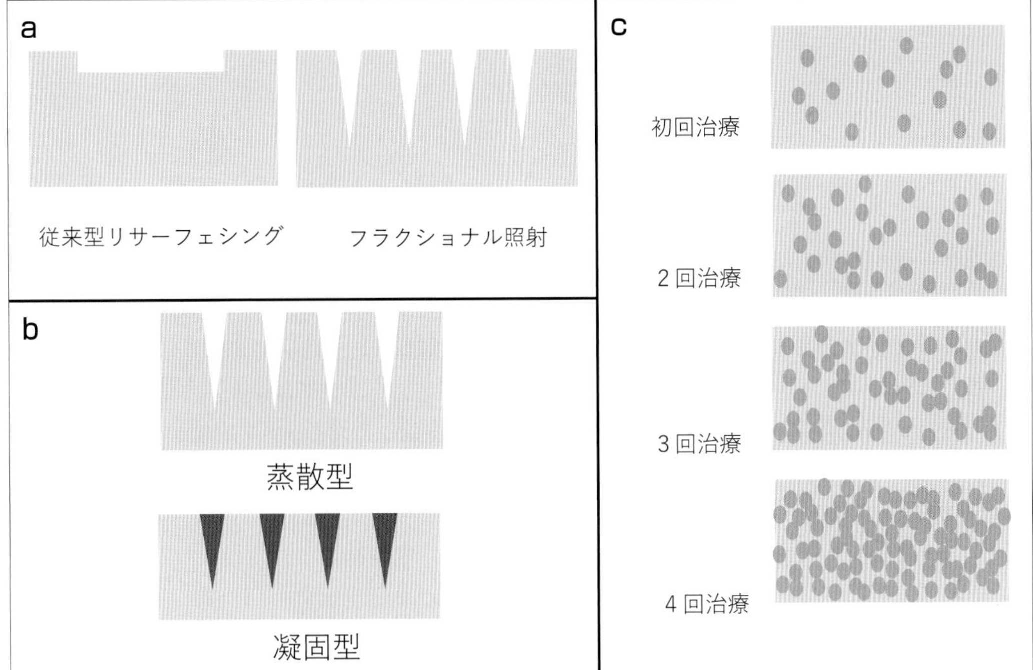

図 4.
a：従来型リサーフェシングは治療部位を一様に浅く削るがフラクショナル照射では部分的に深く削る.
b：蒸散型レーザーは組織を蒸散し，凝固型レーザーは凝固させる.
c：照射回数を重ねることで治療部位が増えていく.

またレーザーの種類にもよるが，照射後のダウンタイムや PIH の可能性についても書面で同意を取る必要がある.

更に照射部位は予め洗浄され，化粧や日焼け止めは必ず落としておかなくてはならない.

2．適応疾患と使用レーザー

A．表在性色素性病変など

1）メラニンを対象とするもの

●疾　患

太田母斑，異所性蒙古斑，扁平母斑，外傷性色素沈着，日光黒子，刺青

使用レーザー

- Q スイッチレーザー(ルビー，アレキサンドライト，Nd:YAG)
- ピコ秒レーザー(ルビー，アレキサンドライト，Nd:YAG)
- ノーマルパルスレーザー(ルビー)

●疾　患

多毛，脱毛目的

使用レーザー

- ロングパルスアレキサンドライトレーザー
- ロングパルス Nd:YAG レーザー
- ダイオードレーザー

2）ヘモグロビンを対象とするもの

●疾　患

単純性血管腫，いちご状血管腫，毛細血管拡張症

使用レーザー

- ダイレーザー

B．水を対象とするもの

1）良性隆起性皮膚腫瘍

●疾　患

色素性母斑，脂腺母斑，表皮母斑，脂漏性角化症，その他良性隆起性皮膚腫瘍

使用レーザー

- 炭酸ガスレーザー(連続発振，スキャナー付きを含む)
- Er:YAG レーザー

2) リサーフェシング目的

●疾　患

加齢による色調の変化(日光黒子，脂漏性角化症を含む)，ニキビ痕，術後・外傷後隆起性瘢痕

使用レーザー

- フラクショナルレーザー(炭酸ガス，Er:YAG, Glass YAG など)
- パルス発振型炭酸ガスレーザー(ウルトラパルス，スーパーパルスなど)

3．術前アセスメント

まず正しい診断をすること．日光黒子と悪性黒子黒色腫，両側性遅発性真皮メラノサイトーシスと肝斑，毛細血管拡張症と脂漏性皮膚炎などの鑑別が必要である．いずれも前者はレーザー治療の適応だが後者は禁忌ないし非適応である．また日焼けをしていないかどうか．さらにレーザー照射による疼痛に耐えられるか．乳幼児，若年者の母斑・血管腫は局所麻酔薬の外用を行うが，年齢と体重により極量があるため，1回の治療でこれを超えてはならない．健康保険を使用してこれを治療する場合には，3か月間での治療面積を初回の治療で請求し，その後局所麻酔の極量に注意しながら3か月の間に分割して複数回の治療を行う．2回目以降，使用した薬剤の請求は可能であるがレーザー手技代は請求できない．

4．術中手技

治療範囲をあらかじめマーキングする．これは色素性病変であってもレーザー照射により紅斑を生じ病変境界部が不鮮明になるからである．また施術者がゴーグルをしていると病変境界を誤り，健常皮膚まで過剰に照射するリスクがあるためである．また広範囲の照射の場合，照射予定部位にグリッド線を書き入れ，区分されたエリアごとに照射することにより打ち漏れや重複照射のリスクを下げる．患者が幼児で照射中の安静が取れない場合，患児の眼球保護と安静保持のために複数の介助が必要である．

レーザーの種類によってはクーリングシステムを具有しているものもあるが，アイスパックなどによるクーリングはほとんどの場合疼痛管理に有用である．ただし，局所麻酔を併用している場合，過度の冷却による凍傷の恐れがあるので，時々外して手で温度を確認するなどの注意が必要である．

5．術後処置

いかなるレーザーであっても照射後は熱刺激による炎症が起きる．有色人種ではPIHの可能性があるため以下のことに注意する．

・角層の物理的保護．擦らないように指導し，フィルムやテープ，軟膏などで保護する．
・遮光
・可能なら照射後数時間の冷却

照射後の再診には2つの目的があると考えられる．第一は照射条件のフィードバック．照射後比較的早期に診察して照射フルエンスが適切であったかどうかを見る．しかし効果の判定についてはPIHが落ち着いた2〜3か月後に診察をする．Non-ablative な照射であればこの限りではない．

6．トラブルシューティング

レーザー照射によるトラブルは2つに集約される．1つ目はSDB以上の熱傷である．熱傷を起こす原因はいくつか考えられるが，まず設定フルエンスの誤り．これは日常的に照射を行っているのであればその機器で安全なフルエンスが既知と思われるため，勘違いや操作ミスなどのヒューマンエラーと機器の誤動作の可能性がある．次に日焼けや地黒などの要因を勘案しなかった可能性．最後に重ね打ちやクーリングデバイスの不具合である．いずれも気が付いた時点での早急な冷却と熱傷の深度に応じた治療を行う[4)]．

2番目のトラブルはPIHである．これはある程度起こることをあらかじめ説明したうえで治療をする．また仮に起こしてしまった場合であっても

時間が来れば消失するものであるから，患者が勝手に転医してそこで期間を開けずに再照射を行うなどの過ちを犯さなければ問題はない．照射前後の説明を行うことによってトラブルは回避可能である．PIH の経験や知識のない医師が十分に患者の納得するような説明を行っていない場合にトラブルとなりやすいようである．PIH を起こした場合の治療について，ハイドロキノン外用やビタミン C 内服を行う場合がある．これらは単純に PIH の治療目的としてではなく，たとえばレーザー照射を行っていない日光黒子の部分に使用できるなどの利点があると筆者は考える．

さいごに

現在レーザーが非常に広い範囲で使用されており，限られた誌面でこれらを総論的に解説したが，いずれのレーザーも原理は共通しているため基本を理解することが大切であると考える．本稿で取り上げなかったレーザーの治療としてはタイトニングと痩身がある．しかしタイトニングは顔面の広範囲に治療が必要であること，また皮膚表面ではなく真皮が標的となるため，収束性と出力が高いレーザーにはあまり向いている方法であるとは言えない．したがって現在 RF や HIFU などに取って代わられているのが実情である．また痩身に関しても脂肪細胞に特有の色素がないことと，皮下脂肪は皮膚表面からのレーザーが届かない深さにあるためこれもレーザー治療は不得意であり，冷却や HIFU，衝撃波など他の方法が有利な状況である．

今後どのような新レーザー機器が登場しようとも，レーザー光の物理的特性(単一波長，高収束性，高出力)は不変である．また波長とパルス幅，さらには熱エネルギーが与えられた後の生体の反応について理解しておけば，これらを使いこなすことは容易であると筆者は考える．

参考文献

1) Anderson, R. R., Parrish, J. A.：Selective photothermolysis：precise microsurgery by selective absorption of pulse radiation. Science. **4596** (220)：524-527, 1983.
Summary　現在の皮膚レーザーの根幹をなす原理について書かれたバイブル的文献.

2) Manstein, D., et al.：Fractional photothermolysis：a new concept for cutaneous remodeling using microscopic patterns of thermal injury. Lasers Surg Med. **34**：426-438, 2004.
Summary　フラクショナル方式について書かれた初出の論文.

3) 石渡裕政ほか：レーザー医学・医療における安全対策．日レ医会誌．**32**：480-486，2011.
Summary　日本レーザー医学会によるレーザーの安全対策についてのまとめ．レーザー治療者は必読.

4) 青木　律：EBD(energy based device)による合併症とその対策．形成外科．**60**(12)：1388-1396, 2017.
Summary　レーザーだけでなくそれ以外の装置による合併症の機序と原理から考えた対応が記載されている.

PEPARS No.191：8-14, 2022

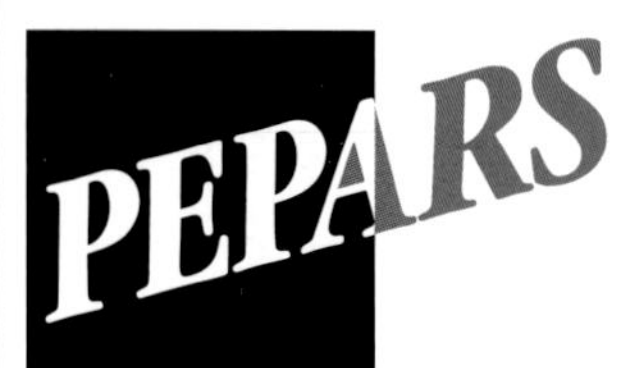

◆特集／こんなマニュアルが欲しかった！形成外科基本マニュアル[2]

高周波・超音波たるみ治療

石川　浩一*

Key Words：高周波(radio-frequency)，高密度焦点式超音波(high-intensity focused ultrasound；HIFU)，たるみ(sagging)，若返り(rejuvenation)，非侵襲皮膚引き締め(non-invasive skin tightening)

Abstract　老化により皮膚の線維性支持組織は張力と弾力を失い，重力によりたるみを生じていく．高周波と超音波は，皮膚に non-ablative な熱反応を起こすことができるため，たるみを改善する非侵襲機器として多くの機種が開発され用いられてきた．特に高周波では単極型高周波が，超音波では高密度焦点式超音波(HIFU)がたるみ改善に有効な熱反応を生じ，効率よく線維構造の刺激，収縮，リモデリングを皮膚内部で起こす．高周波・超音波のたるみ治療の改善度は，一度では手術等の侵襲治療に劣るものの，非侵襲でダウンタイムがなく，長期に亘る反復治療も可能であり，たるみの改善だけではなく予防治療としても定着してきた．単極型高周波と HIFU の熱の性質を生かした効率かつ安全な実践的照射方法について述べる．

はじめに

高周波・超音波は，皮膚若返り機器治療のエネルギーソースとして広く用いられる．中でも高周波は単極型高周波，超音波は高密度焦点式超音波(HIFU)が，たるみ治療のエネルギーソースとして優れた性質を持つ．たるみに対する熱の治療の基本的な考え方と単極型高周波と HIFU の特徴，実践的照射方法について述べる．

* Hirokazu ISHIKAWA，〒104-0061　東京都中央区銀座 5-4-9 ニューギンザ 5 ビル 10F　クロスクリニック銀座，院長

皮膚のたるみと機器治療の背景

皮膚の形態保持は線維性支持組織で張力と弾力で保たれているのであるが，この線維構造が脆弱になり緩むとたるみが生じる．線維構造は，水平方向で面状の真皮や SMAS，垂直方向で索状の retaining ligament，脂肪線維性隔壁がある[1]．水平構造に加わる伸張負荷は，皮膚の表面積を拡大させる．垂直構造に加わる伸張負荷は，線維構造を引き伸ばし深部構造から離解させ皮膚を下垂位置に変位させる(図 1-a，b)．

皮膚の線維構造を建造物のシェーマで例えると，土台は，皮膚深層の張力源となる SMAS，柱として垂直方向に支えるのが true retaining ligament や脂肪隔壁(false retaining ligament)，最大の張力源で，外壁や屋根となる真皮である(図 1-c)[2]．

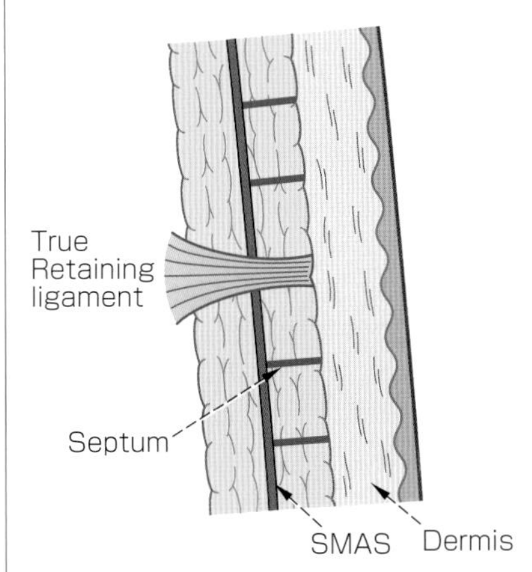

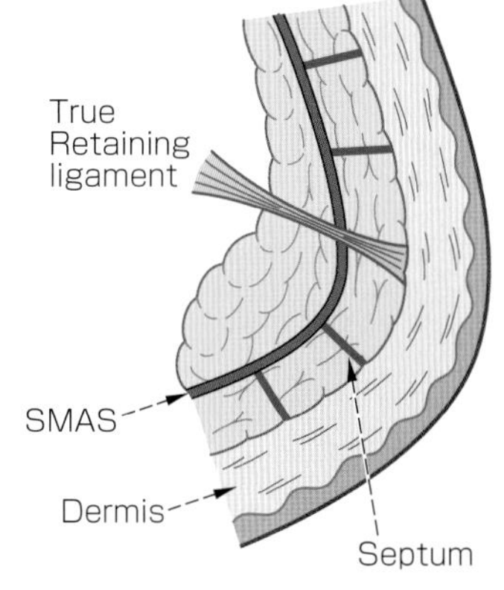

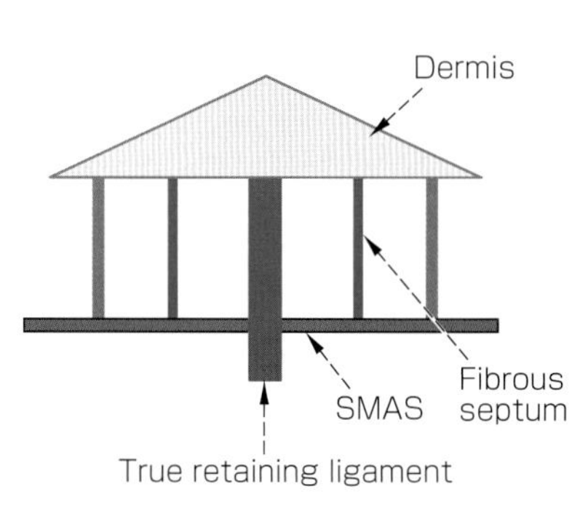

a.たるみのない皮膚の線維構造
真皮の線維組織は面張力を保ち
皮下の垂直線維は真皮を深部組織に支え留め，SMASは皮下深層で面張力を持つ

b.たるみ皮膚の線維構造
真皮の線維組織は面張力を失い伸展，
皮下の垂直線維は伸展し下方に移動，
SMASは皮下深層で張力を失い，たるみの下端に移動脂肪が沈着

c.皮膚を建造物に例えると
土台：SMAS
大黒柱：True retaining ligament
柱：Fibrous Septum
（False retaining ligament）
屋根・外壁：真皮

図 1．皮膚のたるみ
（石川浩一：【イチからはじめる美容皮膚科マニュアル】HIFU．MB Derma．321：34-43，2022．より引用改変）

熱治療（thermal rejuvenation）と熱の効果

高周波と HIFU は，皮膚若返りのために熱の皮膚反応を利用した治療（thermal rejuvenation）であり，その効果は，① 線維芽細胞の熱刺激による線維構造の維持・増加[3]，② 真皮・皮下組織の線維構造の熱収縮[4]，③ 線維構造の部分破壊と再構築，④ 過剰脂肪沈着部位の減量，減少[5]の 4 つの反応と機序から成り立つ．

加熱温度によって期待できる効果レベルは変わる．

① 加熱刺激レベルは，60℃未満の可逆的変化で，比較的低温 45℃の熱刺激でもヒートショックプロテインの増加とコラーゲン産生の増加が認められる[3]．

② 凝固・収縮レベルは，60℃程度の加熱で，組織変性は不可逆的ダメージとなり，コラーゲンの化学的結合の破壊とタンパク変性が起こり，組織は凝固・収縮する[4]．

③ 蒸散・アブレーションレベルは，65℃以上の加熱で，レーザーの蒸散や高周波の放電熱などにより得られる炭化と壊死の反応で，表皮ならびに真皮浅層でのみ行える[6]．

熱の要素は，加熱温度の他にも，加熱深度，加熱範囲，加熱時間などがあり，これらを加味した筆者が提唱する 5 つの加熱方式には，① バルク加熱，② 平面加熱，③ 垂直加熱，④ 線状加熱，⑤ レイヤー加熱がある．これらを組み合わせた照射法を高周波と HIFU それぞれの機器の解説内で述べる[2]．

高周波治療

1．高周波の特徴

高周波は周波数 3 kHz～300 GHz の電磁波の総称で，ジュール熱の性質で皮膚の電気的抵抗部位に熱を発生する．人体において，皮膚は比較的抵抗値が高いため発熱しやすく[7]，真皮・皮下組織の膠原線維から発熱し皮膚全体に伝搬する．電子顕微鏡的にランダムな膠原線維に修復可能な熱損傷を起こす[8]．皮下組織では垂直線維構造を優位に加熱する[9]．

2．単極型高周波治療器

高周波機器の中でも単極型（Monopolar 型）は最も有効な加熱ができる．代表機種サーマクール ThermaCool™（Solta medical 米国）は，皮膚表面

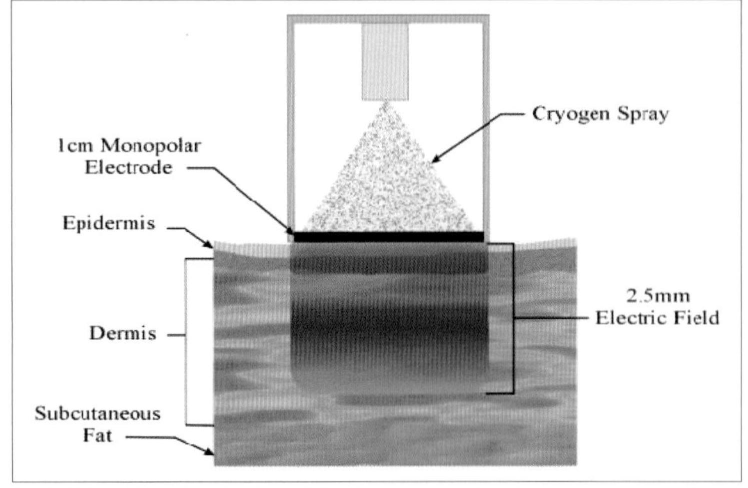

図 2.
単極型高周波(サーマクール FLX™)の照射シェーマ

を冷却保護し概ね 2〜4 mm の深度に有効加熱する[10]．ピーク温度が 60℃に達する加熱ができる(図 2)．

3．単極型高周波を効果的に照射するコツ

A．バルク加熱

強い熱量を与えるバルク加熱は，凝固量とその後の再構築効果が大きい．ただし，熱感と痛みをコントロールする必要がある．

B．平面加熱

面収縮は同時に加熱する面積が大きいほど有効である．サーマクールは照射面が大きく(4 cm^2)面収縮に適している．マルチプルパス方式は，1照射で目標温度に到達するのではなく，温度が下がる前に重ね照射をして，面の集合として段階加熱する．

C．垂直加熱(皮下垂直線維の加熱)

高周波は選択的に皮下垂直線維構造を加熱するので，伸びた retaining ligament を収縮することができる．また，皮下脂肪を加熱し減少させることで重力荷重を減ずる効果がある[5]．

4．RF 照射方法とテクニック

A．照射強度や連続照射のテクニック

1）マルチプルパス方式

全体的な面収縮と加熱刺激を目的とするマルチプルパス方式を基本にする．特に皮下脂肪が萎縮傾向の顔面外側や側頭部，前頭部は皮下脂肪の圧縮しない程度の照射を行う．

2）バルクショット

バルク加熱を目的に強い出力やオーバーラップ・スタッキングによる熱の蓄積を作る照射方法を用いる．

B．皮膚加工による照射テクニック(図 3)

接触型の照射治療では，皮膚接触面を圧抵し組織を圧縮したり，皮膚を持ち上げ浮かせることで，照射深度を変更・調節したり，標的組織を正確に捉えることができる．

1）平坦照射

接触面がフラットに皮膚に接する基準の照射．

2）圧抵照射

接触面を皮膚に押し当て，圧抵により照射深度を深くし，組織の圧縮により標的組織の照射密度を上げる．深部の線維構造や脂肪層を標的にする．

3）押し上げ上げ照射

皮膚を指で挟み込むように押し上げ皮膚に厚みを持たせ，脂肪層や深部組織を守るように照射する．

C．高周波の照射順・コンパートメントテクニック(図 4)

標的組織や保護部位により照射方法と強度を変える．全体的にマルチプルパスで均等に加熱していく，片頬で 20 ショット程度を 2〜3 パス行う．エンドポイントは頬全体の均一加熱で痛みが生じる手前(60℃未満)とする．

次に標的部位の加熱を行う．

1）リガメントコンパートメント

頬骨周囲の zygomatic ligament，orbital ligament，buccal maxillary ligament を標的に垂直方向の収縮を狙い行う．照射終わりに強い熱と痛み

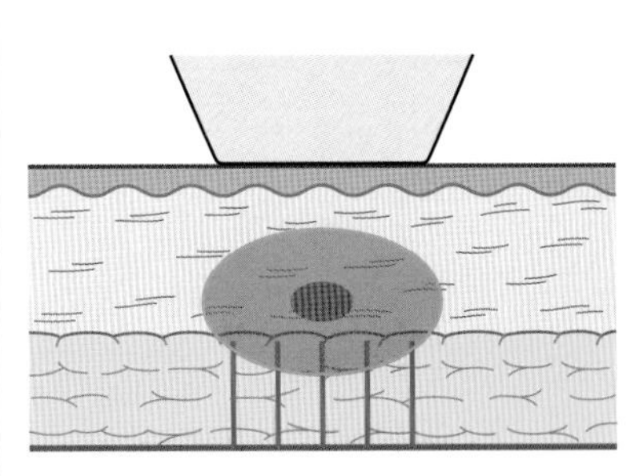

a) 平坦照射
皮膚に接触面に圧をかけず，接する程度フィットさせる基本照射

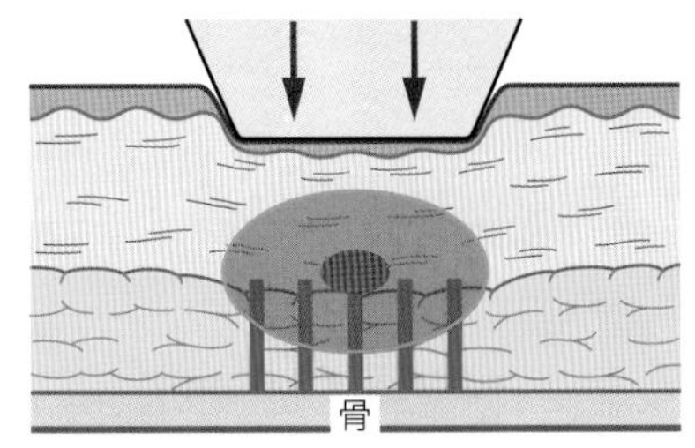

b) 圧抵照射
皮膚を圧抵し深部組織までの距離を短縮して深部を有効加熱．皮下垂直線維や脂肪層をターゲットにする

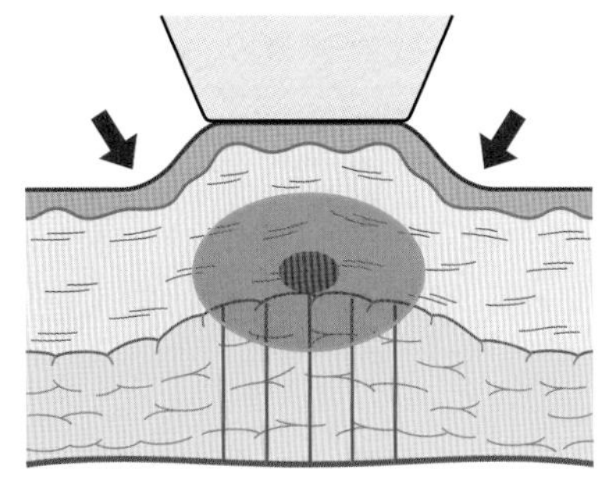

c) 押し上げ照射
皮膚を押し上げるように浮かせて，厚みを持たせ深部で熱を分散させ，脂肪層を守る照射

図 3. 皮膚加工による接触照射の深度調節

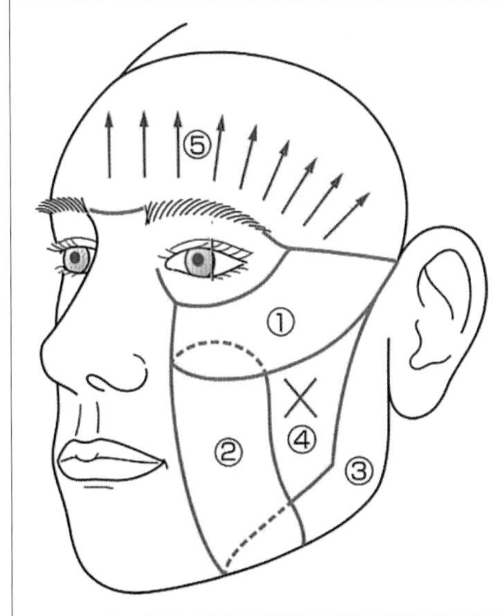

図 4.
サーマクールの部位による照射方法
(石川浩一：高周波治療．形成外科治療手技全書Ⅶ美容医療．30-32，克誠堂出版，2019．より引用)

を感じる程度(60℃)の加熱を目標にバルク加熱を行う．痛みに耐えられる程度をエンドポイントにする．

2）ファットコンパートメント

頬脂肪をターゲットに垂直方向の収縮と脂肪層の収縮・減少を狙う．法令線やマリオネットラインにかぶさる頬部脂肪を斜め上方に収縮するようにバルク加熱を行う．

3）フェイスラインコンパートメント

フェイスラインと下顎のラインを引き締める．Platysma mandibular ligament～Platysma auricular ligament とラインの収縮と狙う．痛みが強い部分のため，他の部位よりもやや弱めに照射する．

4）強い照射を控える部位

頬骨下の頬中央部分は脂肪が萎縮し陥凹してくる部分なので，脂肪を減少させないよう，照射強度を上げてはいけない．こめかみも同様である．高周波治療で注意を要する部位である．

5）額・こめかみ

額・こめかみは，眉毛を引き上げながらベクトルを作るように照射する．

D．照射直後の処置

問題なければ基本的に無処置で患者はすぐにメイクをしてもよい．直後に強い発赤や熱傷があれば冷却を行い，ステロイド軟膏塗布などを行う．

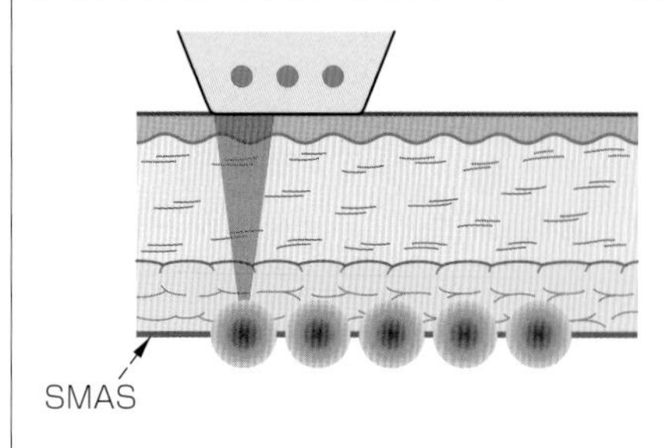

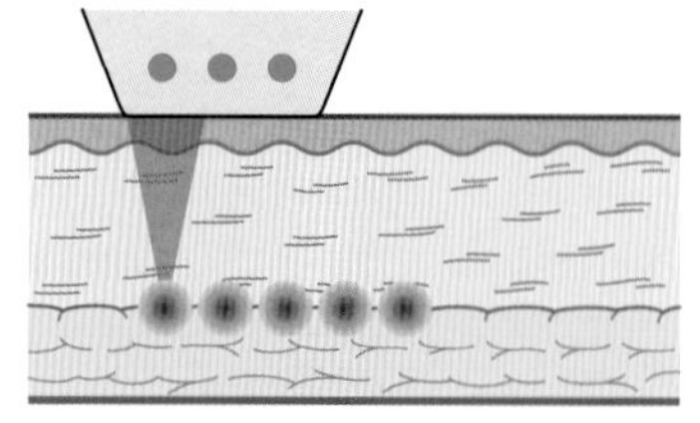

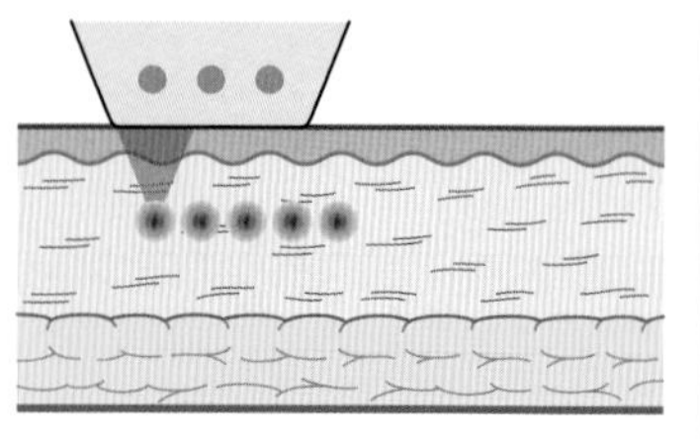

図 5. 3 層のウルセラ照射深度
(石川浩一：【イチからはじめる美容皮膚科マニュアル】HIFU. MB Derma. 321：34-43, 2022. より引用改変)

高密度焦点式超音波（HIFU）

1．高密度焦点式超音波（HIFU）の原理

超音波は，人間の可聴域より高い周波数で 20 KHz 以上の音波であり，高密度焦点式超音波（high intensity focused ultrasound；以下，HIFU）は，凹曲面状の振動子で発信する超音波ビームを 1 点に集中させ高い振動エネルギーで熱を発生させる．代表的 HIFU 機器ウルセラシステム Ulthera™System（Mertz 社，ドイツ）（以下，ウルセラ）は，プローブ内を振動子が直線に移動して一定間隔に 20 前後の点を連続で照射する（図 6-b）．焦点で点状に 60℃以上の熱収縮を起こす[12]．診断用エコーが付随しており照射部位をエコー下に確認できる．3 つの照射深度 4.5 mm，3.0 mm，1.5 mm がある（図 5）[11]．

2．HIFU 熱をたるみに効果的に照射するコツ[2]

A．線状加熱（ベクトル照射について）

HIFU の熱損傷は連続する点で構成されるが，点の連続で線状に近い熱変性が形成される．熱を強く，照射間隔を短くすることで線状傾向は高まり，ラインの方向に強い収縮力を持つ（図 6）．線状の引き締め方向を利用しベクトルをもったリフト治療をデザインできる．ベクトルの方向は，概ね斜め 45° をメインベクトルとし照射する．熱収縮は，ある意味，皮膚の微細な瘢痕拘縮であり，1.5 mm，3.0 mm では真皮内に効率よく拘縮を起こすため RSTL（relaxed skin tension line）に直交させ線状収縮させる．

B．レイヤー加熱（図 7）

HIFU は正確な照射深度で加熱できるので，同じ部位で深度の違う収縮層を重ね合わせ，より方向性を持つタイトニングとし，リフティング効果を増強する．

3．HIFU 治療の実際

A．実際の照射

照射は超音波伝導が途切れないようジェルを塗布して行う．トランスデューサーの接触面と皮膚との隙間のジェルの厚みをエコー画面にて常に確認する．ジェルの厚みがありすぎると想定より照射深度が浅くなり，表面の熱傷の原因になるので注意する．眼窩下神経ならびに顔面神経下顎縁枝の末梢走行部位は 4.5 mm と 3.0 mm の照射を避ける．頬骨弓を越えて上方には 4.5 mm，3.0 mm は使用せず 1.5 mm がよい．照射の向き，照射密度を考慮した照射方法と 3 つの照射深度を効率よく 3 層に重ね照射する．

B．HIFU（ウルセラ）の照射深度による層別照射のテクニック（図 7）

1）照射深度 4.5 mm

深度 4.5 mm の周波数は 4 MHz，熱量は 1.20〜0.75 J で調節する．25 mm に 1.5 mm 間隔で最大 17 個の点を照射する．4.5 mm は SMAS を標的にできる．4.5 mm は神経損傷の危険があるため，検査エコー下での SMAS の深さの確認が必須で

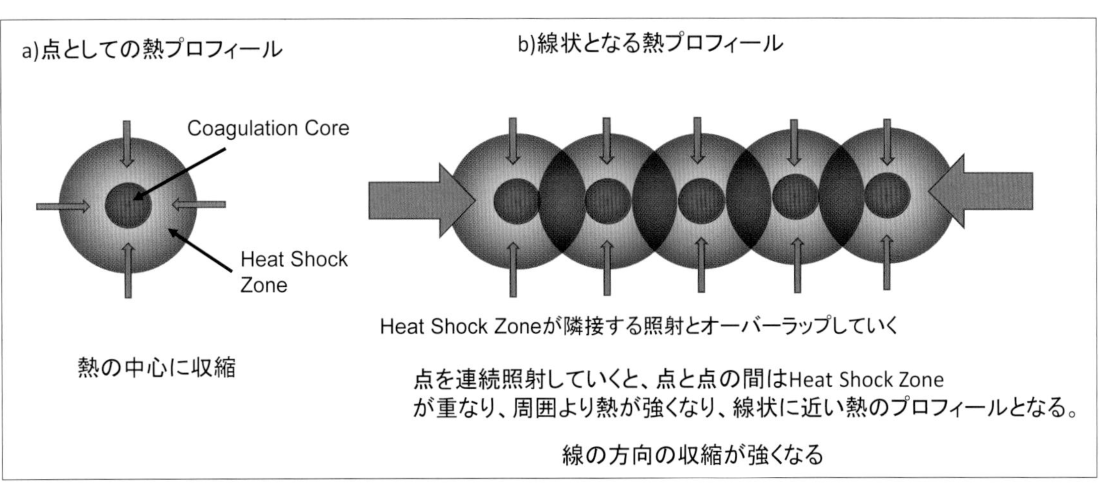
a)点としての熱プロフィール
b)線状となる熱プロフィール
Coagulation Core
Heat Shock
Zone
Heat Shock Zoneが隣接する照射とオーバーラップしていく
熱の中心に収縮
点を連続照射していくと、点と点の間はHeat Shock Zone
が重なり、周囲より熱が強くなり、線状に近い熱のプロフィールとなる。
線の方向の収縮が強くなる

図 6. ウルセラの線状サーマルダメージ

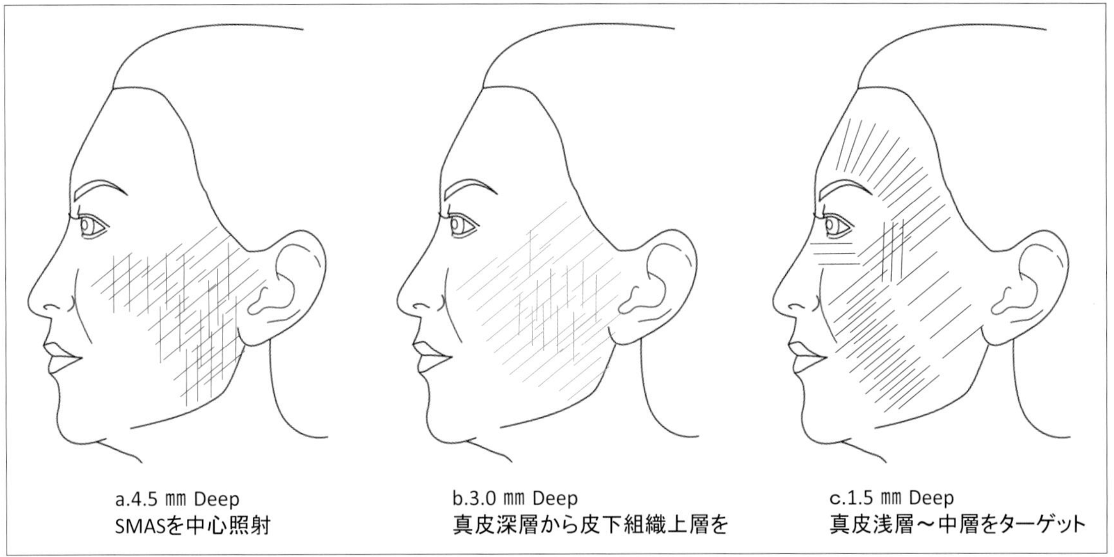
a.4.5 mm Deep
SMASを中心照射
b.3.0 mm Deep
真皮深層から皮下組織上層を
c.1.5 mm Deep
真皮浅層～中層をターゲット

図 7. ウルセラ照射法　3 層ベクトル照射．4.5 mm，3.0 mm，1.5 mm を重層に照射

ある．現実の照射深度はトランスデューサーの圧抵で変化するので，圧抵を制御しながらSMASとSMASに連続した皮下組織層を同一深度で照射する．SMASは0.5 mm程度の厚さであり，正確に焼灼するのは難しいが，連続性のある照射面を作るよう心掛ける．皮膚厚が薄い症例では，深度4.5 mmではSMASより深くなり，神経損傷の危険が高まる．この場合トランスデューサーの圧抵を極力減らすか，照射深度3.0 mmをSMASの深さに合わせ照射する．SMAS照射は，症例ごとに照射深度の選択と圧抵を制御する必要がある．

2）照射深度 3.0 mm

深度3.0 mmは7 MHz，熱量0.45～0.25 Jで調節する．25 mmに1.1 mm間隔で最大23点照射する．照射深度3.0 mmは，真皮深層または皮下組織浅層をターゲットとする．皮膚が薄い症例では，3.0 mmがSMASに一致することもある．通常3.0 mmでは神経を損傷しないので頬部全体に照射するが，極端に皮膚の薄い症例では口周囲の照射は注意を要する．前額部では，滑車上神経，眼窩上神経を損傷する危険がある．この場合，前頭部から頭皮内に違和感を生ずるため，この部位では神経を避けるか，1.5 mmを使用するのが好ましい．

3）照射深度 1.5 mm

照射1.5 mmは10 MHzで熱量は0.25～0.15 Jで調節する．25 mmに1.1 mm間隔で最大23点

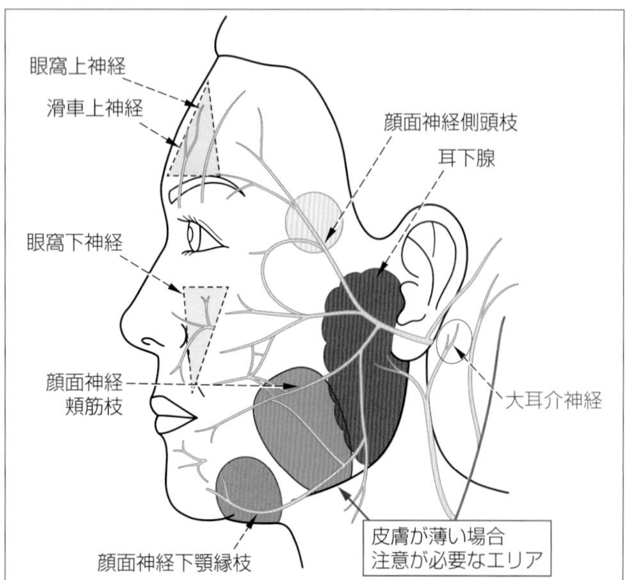

図 8. Dangerous zone of HIFU treatment

照射する．真皮浅層～中層を標的とする．神経損傷の危険が少なく顔面全体に照射できる．真皮浅層の熱作用による肌質改善効果が見られる．皮膚に接触しにくい部位では表皮熱傷の危険がある，トランスデューサーの浮きにより線状腫脹が強くなるので注意を要する．照射後の線状腫脹は必発であるが，通常 1 時間程度で消失する．痛みが強い場合は冷却か表面麻酔を行う．

4．HIFU の副作用

副作用は軽度の症状が多く，深部では筋肉痛様の疼痛ないし違和感が数日で消失する．表面の腫脹は，冷却のみで改善することが多い．稀に一過性の神経麻痺症状が出ることがある．極めて稀に血管損傷による内出血が起きる．

5．HIFU の神経損傷の危険部位(図 8)

HIFU は非特異的熱損傷であり神経損傷に注意を要する．特に 4.5 mm 深度では顔面神経下顎縁枝，下眼窩神経を損傷する可能性がある．前額部は上眼窩神経，滑車上神経に刺激の少ない 1.5 mm の使用が無難である．耳介後面では大耳介神経の損傷する恐れがある[12]．

まとめ

高周波，HIFU 治療は，熱による生体変化を利用するものであるが，機器，機種により熱の要素と性質が違う．その違いをたるみの成因や解剖学的構造に適した照射方法で行うことで，たるみに有効な治療となり，老化皮膚の進行を抑える一定の効果が得られる．

参考文献

1) Mendelson, B., Wong, C. H.：Changes in the facial skeleton with aging：implications and clinical applications in facial rejuvenation. Aesthetic Plast Surg. **36**(4)：753-760, 2012.
2) 石川浩一：たるみ高周波・HIFU．新しい美容皮膚科学．293-303，南山堂，2022.
3) Dams, S. D., et al.：Heat shocks enhance procollagen type Ⅰ and Ⅲ expression in fibroblasts in ex vivo human skin. Skin Res Technol. **17**：167-180, 2011.
4) Arnoczky, S. P., et al.：Thermal modification of connective tissues：basic science considerations and clinical implications. J Am Acad Orthop Surg. **8**(5)：305-313, 2000.
5) Franco, W., et al.：Hyperthermic injury to adipocyte cells by selective heating of subcutaneous fat with a novel radiofrequency device：feasibility studies. Lasers Surg Med. **42**：361-370, 2010.
6) Goldberg, D. J.：Ablative and Non-ablative facial skin rejuvenation. Martin Dunitz, 2003.
7) 桜木　徹：わかりやすい電気メスの本：自分の武器を知る！　金原出版，2014.
8) Zelickson, B. D., et al.：Histological and ultrastructural evaluation of the effects of a radiofrequency-based nonablative dermal remodeling device a pilot study. Arch Dermatol. **140**：204-209, 2004.
9) Jimenez Lozano, J. N., et al.：Effect of fibrous septa in radiofrequency heating of cutaneous and subcutaneous tissues：computational study. Lasers Surg Med. **45**(5)：326-338, 2013.
10) Ruiz-Esparza, J., et al.：The medical face lift：a noninvasive, nonsurgical approach to tissue tightening in facial skin using nonablative radiofrequency. Dermatol Surg. **29**(4)：325-332, 2003.
11) Gliklich, R., et al.：Clinical pilot study of intense ultrasound therapy to deep dermal facial skin and subcutaneous tissues. Arch Facial Plast Surg. **9**：88-95, 2007.
12) 石川浩一：【形成外科領域におけるレーザー・光・高周波治療】ウルセラ(HIFU)によるたるみ治療．PEPARS．**111**：81-91，2016.

PEPARS No.191：15-20, 2022

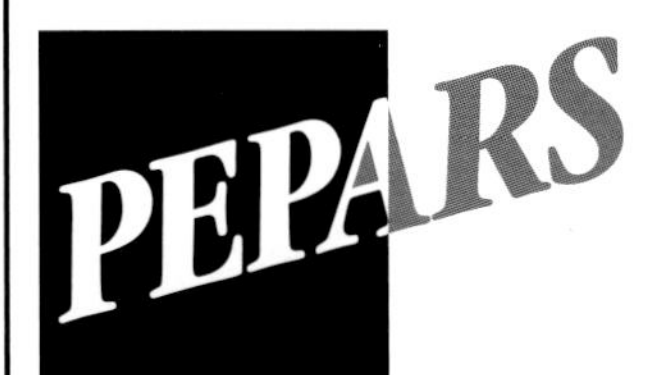

◆特集／こんなマニュアルが欲しかった！形成外科基本マニュアル[2]

ボツリヌストキシン

古山登隆[*1]　古山恵理[*2]

Key Words：ボツリヌストキシン(botulinum toxin)，前頭筋(frontalis)，鼻根筋(procerus)，皺鼻筋(corrugator supercilii muscle)，咬筋(masseter)

Abstract　加齢によるシワの原因は，皮膚各層の乾燥，老化による真皮組織の減少および弾力の低下，表情筋の動きなどである．シワやたるみの原因は単純に考えられがちだが，むしろ，様々な要因が複合的に絡み合っている場合が多い．そのため，患者のシワがどういう原因でできているのかをしっかりと理解した上で，アセスメントすることが重要である．

表情筋の動きにより生じる，または力を抜いた時に消える眉間や前額の表情ジワは，ボツリヌス毒素注射のよい適応である．また，患者から治療の希望が多い部位として，咬筋がある．歯軋りや食いしばりによる咬筋の発達が改善し，小顔になると喜ばれるが，加齢が加わっている場合には下顎角周囲のたるみがのちに気になることがあり，40代以降の患者では特に注意が必要である．今回は美容医療におけるボツリヌストキシン注射の実際の注入手技を含めて説明していく．

ボツリヌス菌とは

ボツリヌス菌とは，地球上の自然界に存在する毒素の中で最も強いと言われる毒素を作る原因菌である．土壌に存在する嫌気性菌であり，芽胞を形成する．美容医療への利用においては1992年にCarruthers[1)]らによって初めて報告されたことから始まる．

1997年　眼瞼痙攣に対して日本で承認

2002年　米国のFDAにてシワ治療として承認[2)]

2009年　65歳未満の成人における「眉間の表情皺」が日本でも承認される

など，承認が広がっている．

7種類あるボツリヌス毒素のうち，最も安定しているのがA型であり，非活性(重量あたりの毒性)が強い．A型は耐熱性も高く製剤化しやすいことから，臨床の場で広く使用されている．現在，医薬品として製剤化されているのはA型と，B型のボツリヌス毒素である．

A型ボツリヌス毒素の作用メカニズム

神経細胞の軸索終末には，神経伝達物質を蓄える細胞内小胞であるシナプス小胞が数多く存在する．活動電位が神経終末に達すると，カルシウムの流入により，シナプス小胞膜と細胞膜が膜融合し，神経伝達物質が放出される．このプロセスはエキソサイトーシスと呼ばれる．SNAP-25はエキソサイトーシスに関連する小胞膜蛋白である．末梢の神経筋接合部における運動神経終末では，エキソサイトーシスによりアセチルコリンが放出され，神経の刺激が筋肉に伝わり筋収縮が起こる．

注入により体内に取り込まれたA型ボツリヌス毒素が神経筋接合部に達する運動神経終末の受

[*1] Nobutaka FURUYAMA，〒152-0023　東京都目黒区八雲3-12-10パークヴィラ2F～5F　医療法人喜美会 自由が丘クリニック，理事長

[*2] Eri FURUYAMA，同，形成外科部長

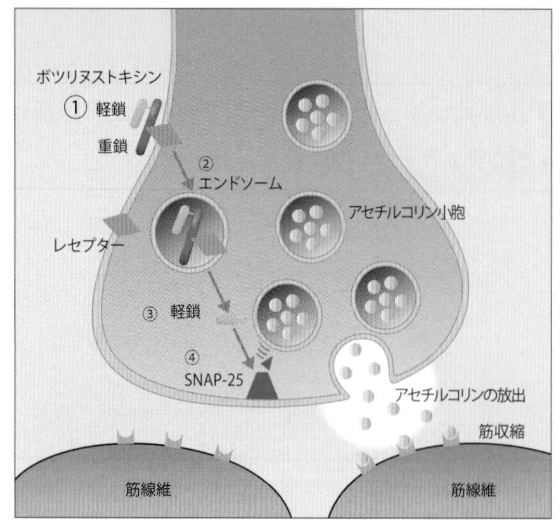

図 1.
A 型ボツリヌストキシンの作用機序
① BoNT-A の重鎖が運動神経終末の受容体に結合する.
② 受容体に結合した BoNT-A は，エンドサイトーシスによって内部に取り込まれる.
③ エンドソーム内にある BoNT-A の軽鎖が細胞内へ放出される.
④ 軽鎖が SNAP-25 を切断することでアセチルコリンの放出が抑制され神経筋伝達が遮断される.

容体に結合し，エンドサイトーシスにより細胞内に取り込まれエンドソームが形成される．エンドソーム内にある A 型ボツリヌス毒素の軽鎖が細胞質内に放出され，蛋白分解酵素として働いて，SNAP-25 を切断することで，エキソサイトーシスを阻害する．その結果，アセチルコリンの放出が抑制され，神経筋接合部が遮断され，筋弛緩作用が発現する[3]（図 1）.

神経再生作用

A 型ボツリヌス毒素によって神経筋伝達を阻害された神経では，時間の経過とともに側副枝が発芽し，筋線維上に新たな神経筋接合部が形成される．さらに時間が経過すると，毒素の作用を受けた神経筋接合部の機能が回復し，機能を代行していた側副枝が退縮する．数か月後には神経筋伝達が再開通し，筋弛緩作用や発汗抑制作用が消失する[4].

毒素量

ボツリヌス毒素は微量であっても，非常に強い生物活性を持つ．このため毒素量は重量ではなく，単位数（U）で表記される．ボツリヌス毒素 1 単位は，マウスへの腹腔内投与による 50％致死量（LD_{50}値）として定義される．ボツリヌス毒素を 8 匹のサルに筋肉内投与した実験があり，LD_{50}の用量は，体重 1 kg あたり約 39 U と考えられた．全身毒性を引き起こした最低用量は 33 U/kg であった[4].

A 型ボツリヌス毒素のヒト（体重 70 kg）での注射による致死量は，1 ng を約 20 単位として単位数に換算すると，約 1,800～3,000 単位と言われている[5]．大量投与では，25 歳 48 kg の女性で 1,400 単位を投与した際に全身の筋力低下などの症状が出た報告もあるが，潜在的な重症筋無力症などの評価はされていない[6].

一般的に，顔面への投与量であれば量としては十分安全と考えられるが，表情ジワへの投与は，少しでも過剰に投与すると外見に大きく影響を与える．特に，前額では 1 単位の差も大きく，さらに投与部位や刺入した深さの違いが，顔貌だけでなく，頭重感や違和感の訴えにつながることも多い．特に初回の注入は，できるだけ慎重に投与するべきである．

薬液の使用法のポイント

薄い薬液の方が，広い範囲に浸潤しやすい．また当然，注入液量が多いと周囲への拡散の範囲が広くなる可能性がある．周囲に浸潤させたくない場合には，濃い薬液を用いてピンポイントで筋に注入し，注入液量を少なくすることが有効である[6].

治療の効果と範囲

治療の効果は 2，3 日後に現れ，7 日前後で安定する．

あくまでも対症療法であり，効果は 3～6 か月で

表 1. ボトックスビスタの濃度の調整例

生理食塩水の量	溶解後の A 型ボツリヌス毒素濃度
1.0 ml	5単位/0.1 ml
1.25 ml	4単位/0.1 ml
2.0 ml	2.5単位/0.1 ml
2.5 ml	2単位/0.1 ml
5.0 ml	1単位/0.1 ml

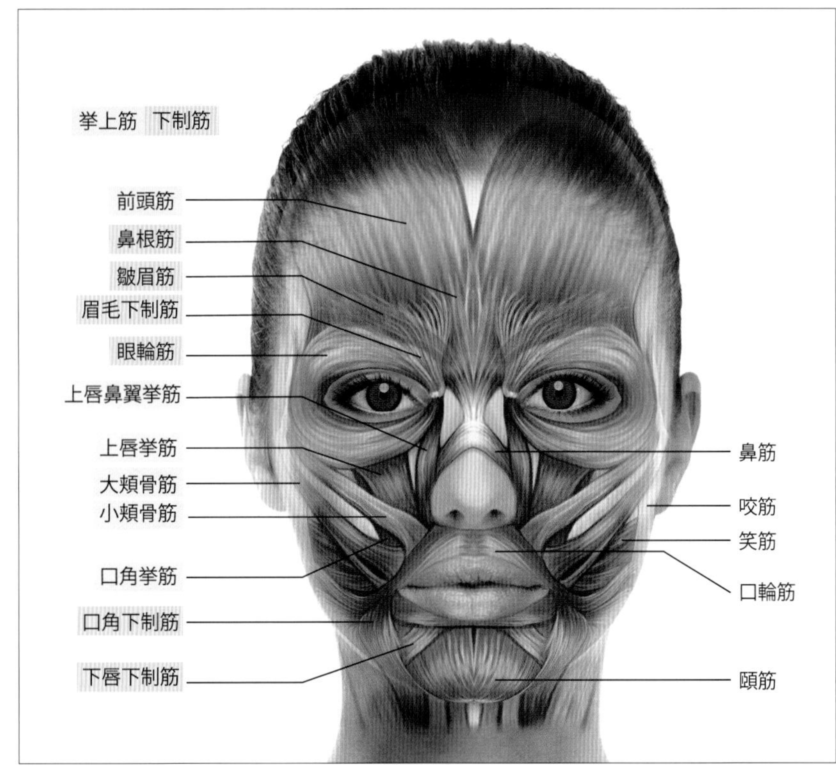

図 2.
顔面の筋肉

消失するため，投与を繰り返し行う必要がある．ただし，治療の間隔は初回投与の結果を考慮するため，治療部位や患者ごとに若干異なる．実際の診療では，薬理効果が消失してから，1～2か月後(再び表情筋を使うことでシワが生じる時期)に受診し，再注入を行うケースが多い．一方で，咬筋肥大の場合，筋肉の収縮が減少した後に筋が萎縮するため，初回の再診でも1か月ほど経過しないと効果がわかりにくい．短期間に繰り返し注射を行うことは抗体産生のリスクが高まると言われているので，経過を見る際には注意が必要である．抗体産生のリスクが上がる危険因子は投与間隔が短い，1回あたりの投与量が多い，投与回数が多い，累積投与量が多いことなどと言われている．

ボトックスビスタの濃度の調整例を表1に示す．

顔面筋の解剖

1．上顔面

前頭部のジワは前頭筋，眉間のシワは皺眉筋，鼻根筋，眉毛下制筋の動きで生じる．眉間の縦ジワの主な原因は皺眉筋であり，鼻の横ジワの主な原因は鼻根筋である(図2)．初回は少なめに注射し，注射2週間から1か月後に再診するように説明する．そうすれば明らかな左右差が生じたり，効果不十分であったりしても追加調整が可能である．

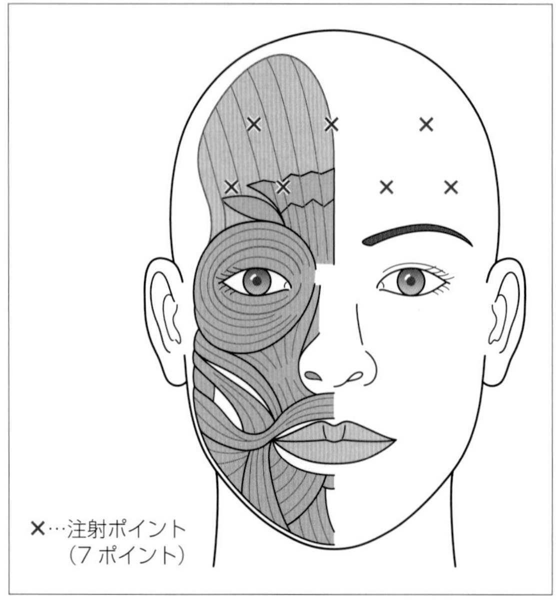

図 3.
前額部
皺の形態にもよるが，下側は眉毛上縁より 1.5〜2 cm 上方のライン上
左右の外側は前頭筋外縁より約 1 cm 内側が目安

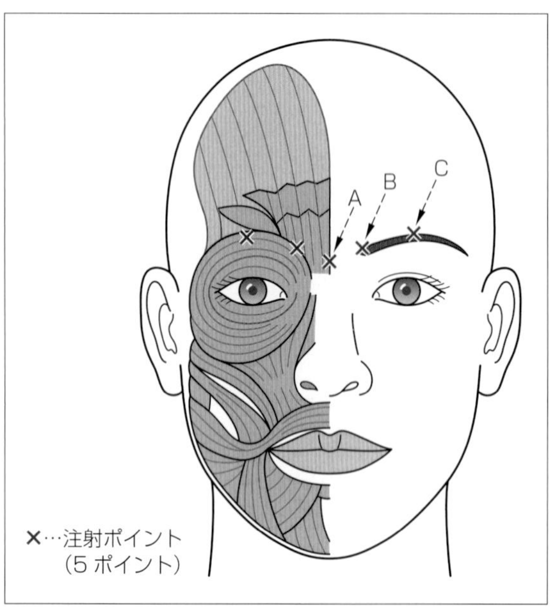

図 4.
眉間部
A…正中(左右の眉毛下縁を結んだラインよりやや下)
B…眉毛の内側縁(眉毛直上で皺眉筋の筋腹のある場所)
C…瞳孔中央よりやや外側

A．前額部

均一に注射するようにジグザグにポイントをおく．普段から前頭筋を使用して開瞼している患者に，前額のシワへのボツリヌス毒素注射をしてしまうと眼瞼下垂を起こす可能性があるので注意が必要である．

注射ポイント：7 ポイント

注入量：合計で 4〜7 単位

刺入深度：皮内，皮下

部　位：図 3

B．眉間部

眉間の効果の実感は 20 単位の方が高いということが知られているが，初回はそれにこだわらずに行う方が無難である．また，ボツリヌス毒素が広がってしまうことを避けるために，眉間では 1 部位 4 単位/0.1 m*l* を超えないようにする．眼窩内に向かないように注射針の先端の向きに注意しつつ，前頭筋への影響を避けるため高すぎる部位への注入も行わない．

注射ポイント：5 ポイント

注入量：合計 10〜20 単位

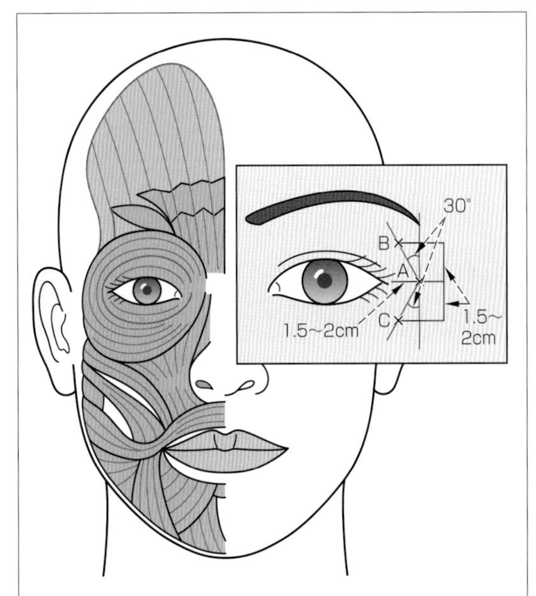

図 5.
外眼角部
A…外眼角の高さで，眼窩外縁より1.5～2 cm 外側
B…A から 1.5～2 cm で 30° 内側上方
C…A から 1.5～2 cm で 30° 内側下方

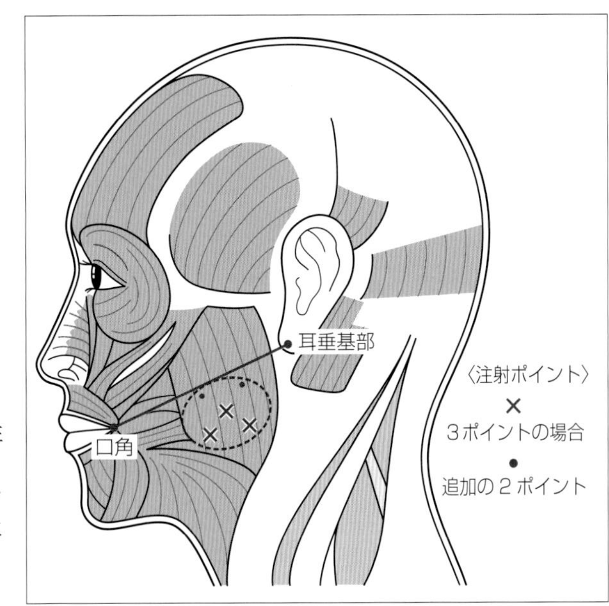

図 6.
下顔面
口角と耳垂基部を結んだ線より下部に注入
目安は咬筋を囲む円の中心に1ポイント，その点をはさみ，前縁側と後縁側に各1ポイント

刺入深度：中央深め(目安は 3～5 mm)
内側やや浅め(目安は 3～4 mm)
外側ごく浅め(目安は 2 mm)

部　位：図 4

C．外眼角部

笑った時にできる目尻のシワ．加齢で肌の弾力が失われると，癖となって残りやすくなる．

注射ポイント：片側 3～4 ポイント

注入量：片側 6～12 単位

刺入深度：皮下注射

部　位：図 5

2．下顔面

いわゆるエラであるが，大頬骨筋，笑筋(図 2)に影響を与えないように，口角と耳垂基部を結んだ線より下方の位置に注入を行う．マーキングの際に患者に歯を強く噛み合わせてもらい，咬筋の筋腹を確認するとよい．

注射ポイント：片側 3～5 ポイント

注入量：症状の強さによる．片側 20～50 単位

刺入深度：咬筋は深層にあるので，確実に注入するために針を深く刺入する．

部　位：図 6

まとめ

美容医療におけるボツリヌス毒素注射の際には，患者の悩みがどの筋肉の動きが原因で生じているのかをしっかりと理解した上で，治療することが重要である．ボツリヌストキシン注射の実際の注入手技を含めて説明した．

参考文献

1）Carruthers, J. D. A., et al.：Treatment of glabellar frown lines with C. botulinum-A exotoxinactions. J Dermatol Surg Oncol. **18**(1)：17-21, 1992.

2）Carruthers, J. A., et al.：A multicenter, double-blind, randomized, placebo-controlled study of the efficacy and safety of botulinum toxin type A in the treatment of glabellar lines. J Am Acad Dermatol. **46**(6)：840-849, 2002.

3）Alderson, K., et al.：Botulinum-induced alteration of nerve-muscle interactions in the human orbicularis oculi following treatment for blepharospasm. Neurology. **41**(11)：1800-1805, 1991.

4）Scott, A. B., Suzuki, D.：Systemic toxicity of botulinum toxin by intramuscular injection in the monkey. Mov Disord. **3**：333-335, 1988.

5）古山登隆ほか：すぐに使えるボツリヌス美容医療ハンドブック．10，コスモの本，2016.

6）Arnold, W. K.：Complications, adverse reactions, and insights with the use of botulinum toxin. Dermatol Surg. **29**：549-556, 2003.

PEPARS No.191：22-29, 2022

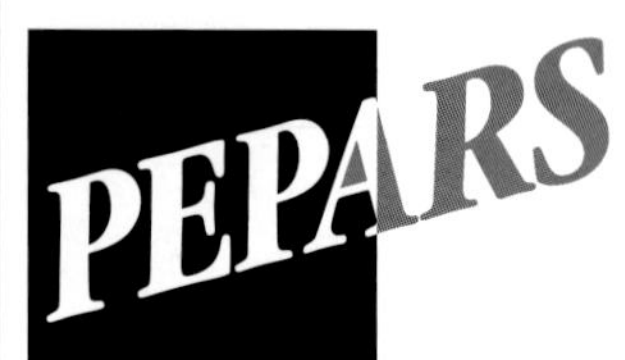

◆特集／こんなマニュアルが欲しかった！形成外科基本マニュアル[2]

眼瞼下垂手術

小室　裕造*

Key Words：眼瞼下垂(blepharoptosis)，眉毛下皮膚切除(infra-brow excision)，皮膚弛緩性眼瞼下垂(dermatochalasis)，上眼瞼(upper eyelid)

Abstract　眼瞼下垂の手術においてはまず下垂の原因を明らかにすることが重要である．ほとんどは問診，視診で鑑別可能である．検査としては margin-reflex distance-1(MRD-1)，挙筋機能などを測定する．先天性のものや挙筋機能が失われた外眼瞼ミオパチーでは前頭筋吊り上げ術の適応となる．後天的な腱膜性眼瞼下垂では腱膜固定術が行われる．その他皮膚弛緩性眼瞼下垂では眉毛下皮膚切除がよい適応となることが多い．こうした適応を念頭に置き，患者の眼瞼の状態(一重瞼，二重瞼であるか，眼瞼の厚みなど)をよく観察して手術を行うことが重要である．

はじめに

眼瞼下垂の治療では，機能と整容両面での改善が得られなければ患者の満足は決して得られない．そのため，実際の手術はもちろんであるが，術前診断および手術の適応の見極めが重要となる．不適切な手術を行ってしまうと患者の不満は強く，社会生活にも大きな支障をきたすことになる．本稿では眼瞼下垂の治療の一連の流れの中で重要と思われる事柄につき述べる．

* Yuzo KOMURO，〒173-8606　東京都板橋区加賀 2-11-1　帝京大学形成・口腔顎顔面外科，教授

上眼瞼の解剖(図 1)

眼瞼は外側の皮膚，中央の支持組織，内側の粘膜の 3 つの層からなる．眼瞼皮膚は全身のなかで最も薄く，わずかな皮下脂肪の下層に眼輪筋がある．眼輪筋は顔面神経支配であり閉瞼に関与し，存在部位により瞼板前(pretarsal)，隔膜前(preseptal)および眼窩前(preorbita)に分けられる．眼輪筋は上眼瞼の頭側で前頭筋に連続している．眼輪筋下の脂肪組織の下層に眼窩隔膜が存在する．眼窩隔膜は上方で頭蓋の骨膜に連なる．また上眼瞼では眼瞼挙筋に合流し，間に眼窩脂肪を包む[1]．

眼瞼挙筋の頭側で瞼板の約 25 mm 上方に Whitnall 靭帯が横走する．眼窩隔膜と挙筋腱膜が合流するラインの頭側の挙筋腱膜上に下位横走靭帯(lower-positioned transverse ligament)が存在する．この靭帯は個人差が大きくはっきり肉眼で確認できることもあるが，同定が困難なこともある．

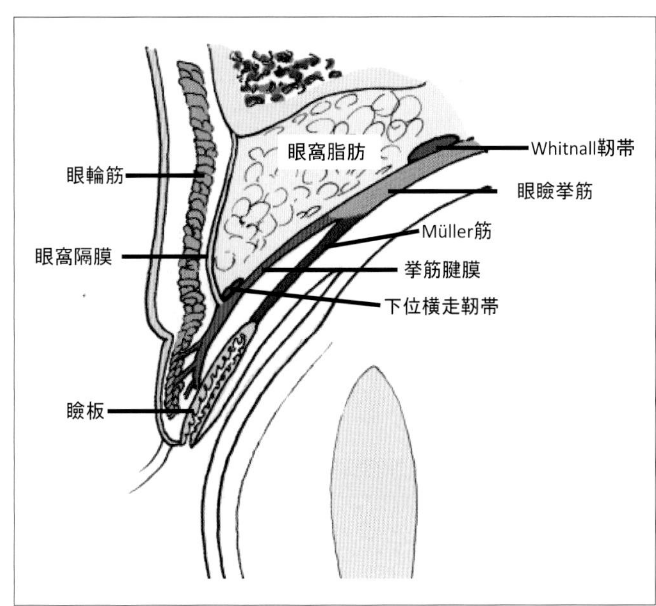

図 1.
上眼瞼の矢状断

表 1. 眼瞼下垂の原因

先天性	後天性
• 単純先天性	• 腱膜性(Aponeurotic ptosis)
• 眼裂狭小症(blepharophimosis)	• 皮膚弛緩性(Dermatochalasis)
• Marcus Gunn 現象	• 動眼神経麻痺
	• Horner 症候群
	• 外眼筋ミオパチー(重症筋無力症，ミトコンドリア脳筋症など)
	• その他

また何本かに分かれて存在することもしばしば認められる[2]．モンゴル人種によく見られる瞼裂が狭く厚い眼瞼において，この靭帯が認められるとの報告がある[3]．

眼瞼の支持組織の中心的役割を果たす瞼板は強固な軟骨様結合組織であり，上眼瞼では幅 8〜10 mm である．瞼板にはマイボーム腺がありその導管は眼瞼縁に開口し眼脂を分泌している．

上眼瞼の挙上は主に動眼神経支配の眼瞼挙筋と平滑筋の Müller 筋により行われる．Müller 筋は交感神経支配で興奮時や驚愕時に上眼瞼の 2 mm 程度の挙上に作用する．

眼瞼下垂の診断

眼瞼下垂は上眼瞼縁が正常よりも下方に位置している状態を指す．ほとんどの症例で，問診と視診でその原因は鑑別できる．問診では発症時期，日内変動の有無，複視の有無，眼科手術の既往の有無，全身疾患の有無，コンタクトレンズ使用歴などについて聞いておく．

眼瞼下垂を生じる病態は多岐にわたる．大きく分けて先天性，神経や筋肉の疾患によるもの，機械的刺激や加齢に伴う後天性のものなどがある．生後より認められる場合は先天性眼瞼下垂である．眼瞼下垂の程度に日内変動があり夕方に悪化する，易疲労性があるなどの訴えがある場合は，筋無力症を疑い，血液検査などを行う．眼球運動性制限，それに伴う複視，瞳孔不同などを認める場合は Horner 症候群，動眼神経麻痺を考慮しなければならない．また後天性に挙筋機能が失われる外眼筋ミオパチーとしてミトコンドリア脳筋症などの疾患もある(表 1)．

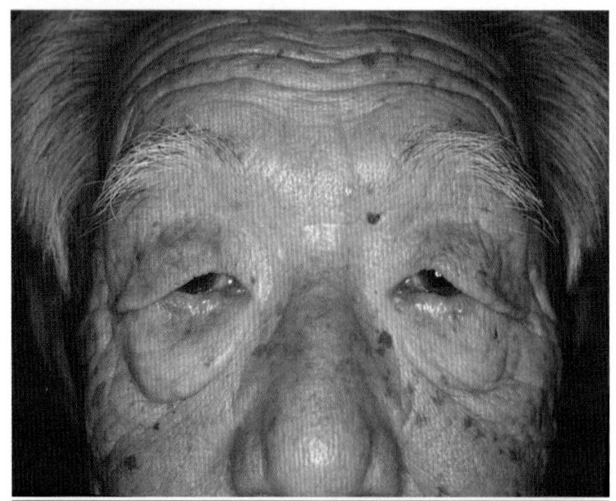
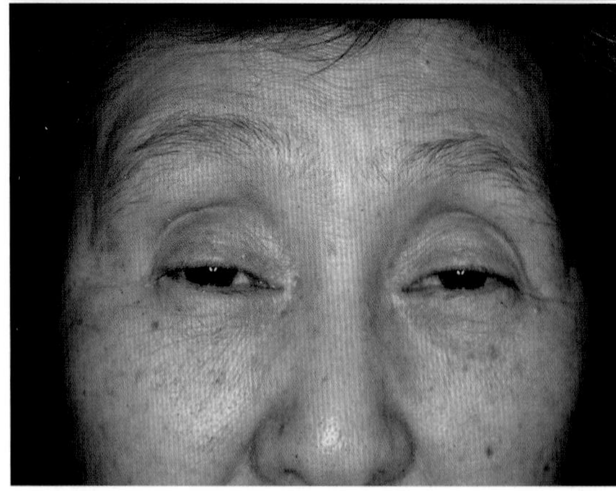

a
b

図 2.
皮膚弛緩性眼瞼下垂と腱膜性眼瞼下垂の違い
a：皮膚弛緩性眼瞼下垂(dermatochalasis). 眼瞼縁が見えない.
b：腱膜性眼瞼下垂(aponeurotic ptosis). 眼瞼縁が見える.

普段の外来診療で訪れる患者のほとんどは，後天性の腱膜性下垂，または皮膚の弛緩による皮膚弛緩性下垂(偽眼瞼下垂)である．実際には両者が合併している例もあり，明確に分類できないことも多い．典型例では眼瞼皮膚弛緩の場合は皮膚のかぶさりにより上眼瞼縁が隠れ正面から見えないのに対し，腱膜性眼瞼下垂の場合は眼瞼縁が見え眼瞼縁と眉毛間の距離が大きくなるのが特徴である(図 2)．腱膜性眼瞼下垂では挙筋腱膜が瞼板から外れることで眼瞼挙筋が機能しなくなる．眼瞼挙筋は瞼板を上げようと収縮するためそれに伴い眼窩脂肪が眼窩内に引き込まれ上眼瞼に溝が形成される．眼瞼の挙上を補うため前頭筋を働かせ眉毛を挙上させるため前額に横ジワが形成される．皮膚弛緩性下垂の場合も視野を確保するため眉毛を挙上するので前額に横ジワができるのは同様である．

また元来の瞼が，一重瞼ないし奥二重か二重瞼にもよっても異なる．一重瞼ないしは奥二重の患者では元々挙筋機能はよくなく眼瞼が厚みを持って腫れぼったいことが多いので，典型的な腱膜性眼瞼下垂にはなりにくく全体に皮膚の弛緩が目立つことが多い．これに対し元々が二重瞼の患者では挙筋機能はよいので腱膜が外れると典型的な腱膜性下垂になりやすい．

眼瞼下垂の検査

1．MRD-1(margin-reflex distance-1)

上眼瞼縁から瞳孔中央(角膜反射)の距離(margin-reflex distance-1；MRD-1)を測定する．諸家の報告によって若干の差異はあるが，通常 MRD-1 は 3.5～5.5 mm であり，眼瞼下垂は MRD-1 が 3.5 mm 以下になった状態を指す[4]．MRD-1 が瞳孔上縁までを軽度，瞳孔上縁から角膜反射までを中等度，角膜反射より下方を高度と分類する[5]．測定にあたって，皮膚弛緩がある症例では皮膚を

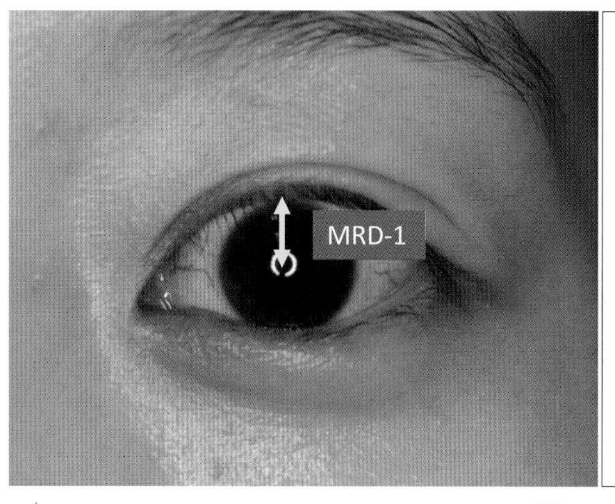

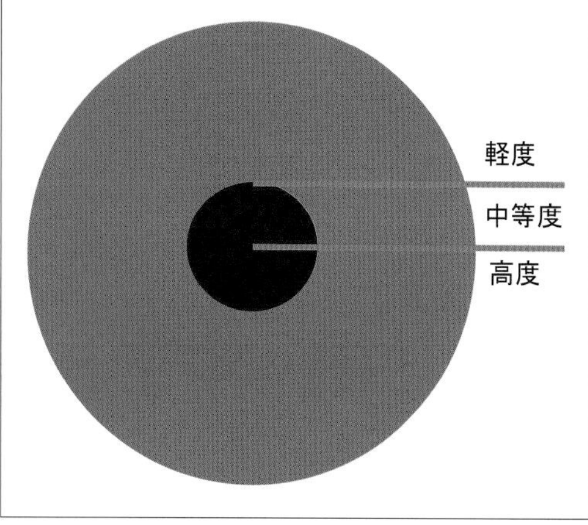

a|b **図 3.**

a：MRD-1(margin-reflex distance-1). 上眼瞼縁から瞳孔中央(角膜反射)までの距離

b：MRD-1による眼瞼下垂の重症度. 眼瞼縁が瞳孔上縁までが軽度, 瞳孔上縁から瞳孔中央までが中等度, 瞳孔中央より下方が高度の下垂ということになる.

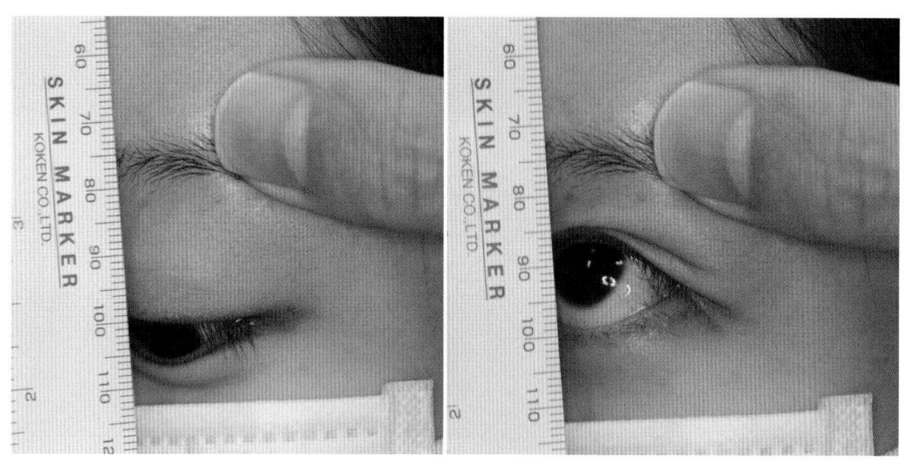

a|b **図 4.** 挙筋機能(levator function)の測定

瞳孔中央に定規をあて下方視をさせて瞼縁の位置の目盛りを読む(a).

眉毛を軽く押さえ前頭筋による眉毛挙上を抑制して上方視させ瞼縁の位置の目盛りを読む(b).

下方視した時と上方視した時の目盛りの差が挙筋機能となる.

持ち上げ眼瞼縁が見える状態にして行う必要がある(図3).

患者によっては前頭筋を無意識のうちに働かせ眉毛を挙上して代償性に視野を獲得しようと調整しており, 眼瞼下垂があってもMRD-1が正常に近いケースもある. こうした患者では前額に強い横ジワが形成されている. したがってMRD-1は参考程度にとどめるべきと考える.

2. 挙筋機能検査(levator function)

挙筋機能検査では上眼瞼挙筋の機能を見る. 前頭筋の収縮による眉毛挙上をブロックするため眉毛の頭側を指で軽く押さえる. 定規を瞳孔中央を通るラインに合わせ, 下方視および上方視させたときの眼瞼縁の位置の目盛りを読み, その差を計算する(図4). 8 mm以上で正常, 4〜7 mmで軽度〜中等度, 3 mm以下で高度とする. 先天性の眼瞼下垂では3 mm以下のことが多い.

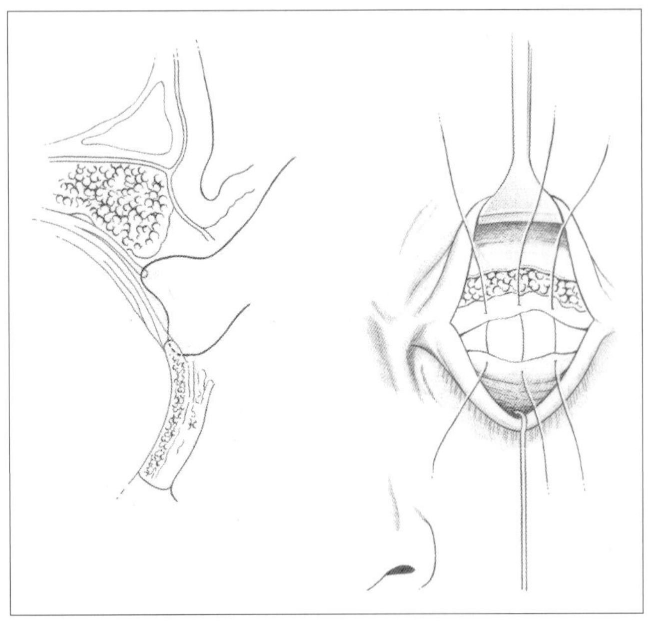

図 5.
腱膜性下垂に対する腱膜固定術
離開している腱膜を瞼板に縫着する.

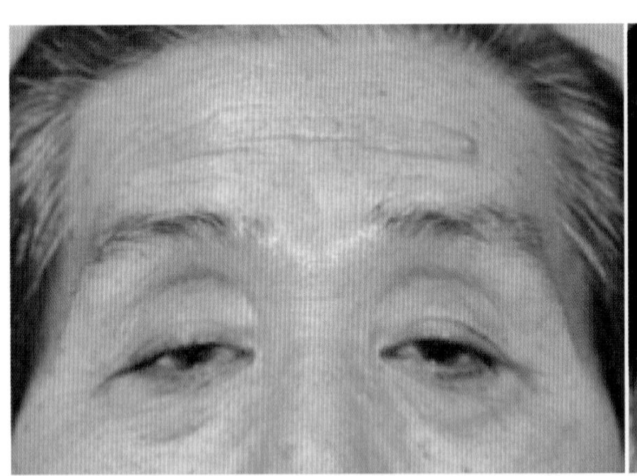
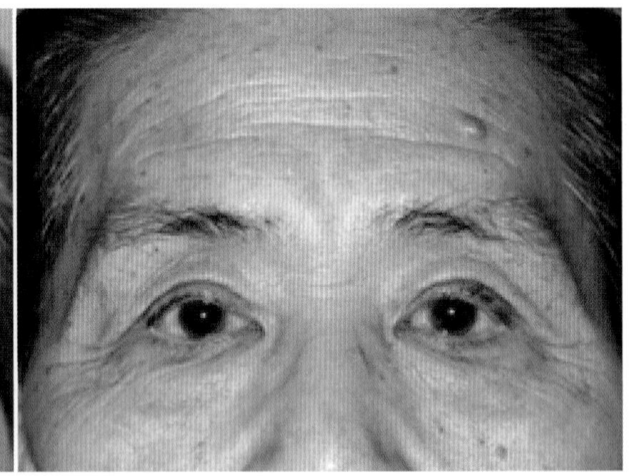

図 6. 症例 1：70 歳，男性．腱膜性眼瞼下垂　a|b
a ：術前
b ：術後 3 か月の状態

術式とその適応

眼瞼下垂にはいくつかの術式がある．代表的なものを下記に挙げるが，詳細は成書またはオリジナルの文献を参照することをお勧めする．症例により適切な術式を選択する必要がある．

1．腱膜固定術

Anderson らが報告した aponeurotic surgery である[6]（図 5）．Müller 筋には手を付けず挙筋腱膜のみを瞼板に縫着する．挙筋腱膜前転術とも呼ばれる．適応は後天性の眼瞼下垂で挙筋腱膜が瞼板から外れることによって生じた下垂である．多くは加齢に伴うものであるがコンタクトレンズの長期間の装着，眼科手術後に生じたものなどがある（図 6）．

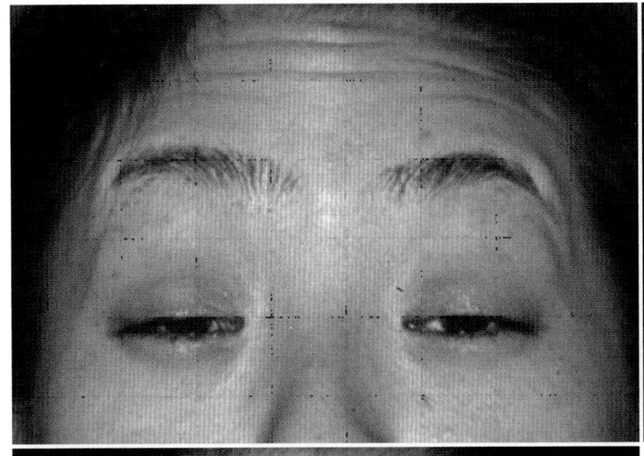
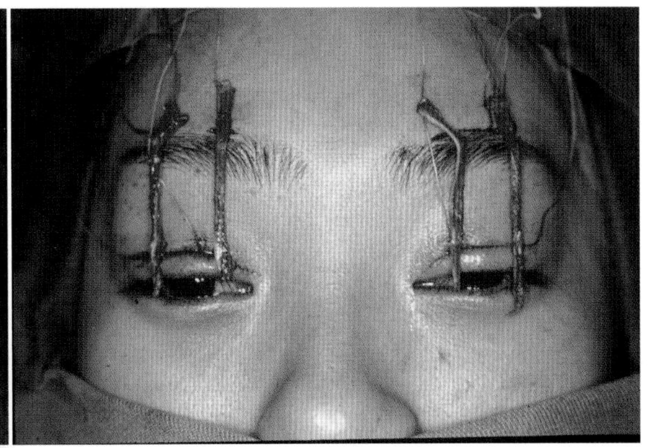
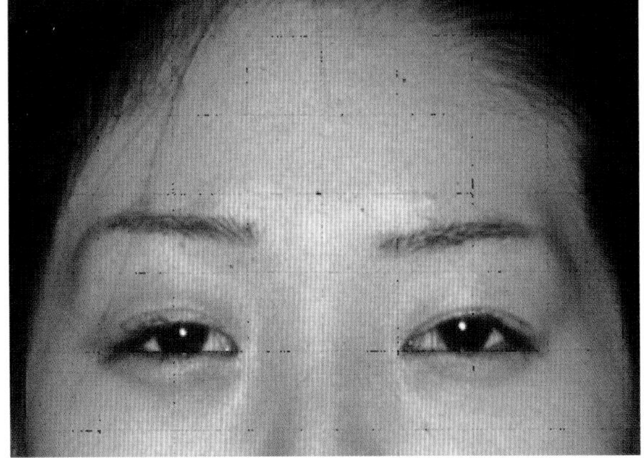

図 7. 症例 2：25 歳，女性．先天性眼瞼下垂
a：術前，挙筋機能はほぼ 0 mm である．
b：大腿筋膜による吊り上げ術
c：術後 4 か月の状態

2．埋没式眼瞼下垂手術

埋没式重瞼術を応用し皮膚切開を行わず眼瞼下垂を修復する手術である[7]．円蓋部に近い結膜側から糸をかけ挙筋腱膜，Müller 筋群をタッキングする．腱膜性眼瞼下垂に適応されるがダウンタイムが少なく患者の負担が少ない．

3．挙筋短縮術

挙筋腱膜およびMüller筋を前転・短縮する方法である．軽度の先天性下垂に適応がある．Bell 現象(閉瞼時に眼球が上転する現象)がない症例では注意を要する．

4．前頭筋吊り上げ術

眼輪筋の下にトンネルを作成し瞼板と眉毛上に吊り上げ材を通し，前頭筋の働きにより眼瞼を挙上させる方法である．吊り上げ材としては大腿筋膜(正確には大腿筋膜張筋腱)が代表的である(図 7)．我々は症例によっては大腿の瘢痕を避ける目的で深側頭筋膜を用いている．ゴアテックスなどの人工材料を用いる報告もあるが，長期的に見ると自家組織が望ましいと考える．

先天性眼瞼下垂，ミトコンドリア脳筋症など挙筋機能が失われている症例で適応となる．

5．Müller 筋短縮術

通常経結膜側より，結膜および Müller 筋を切除する．軽度から中等度の後天性眼瞼下垂に用いられる．

6．Check ligament への挙上

瞼板を円蓋部の check ligament(conjoint fascial sheath)に縫合する術式である[8](図 8)．症例によっては前頭筋吊り上げ術の代わりとなり，筋

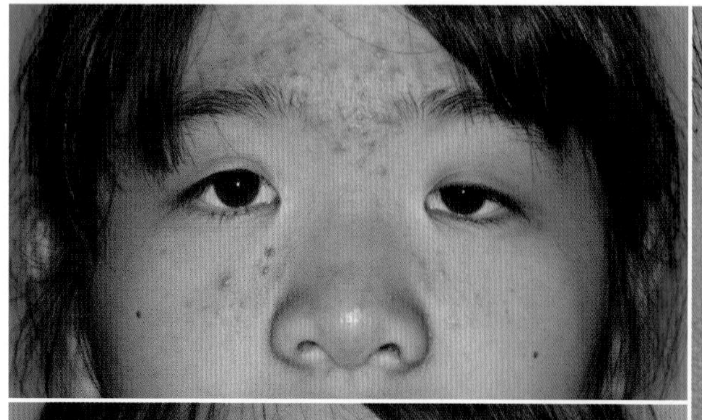
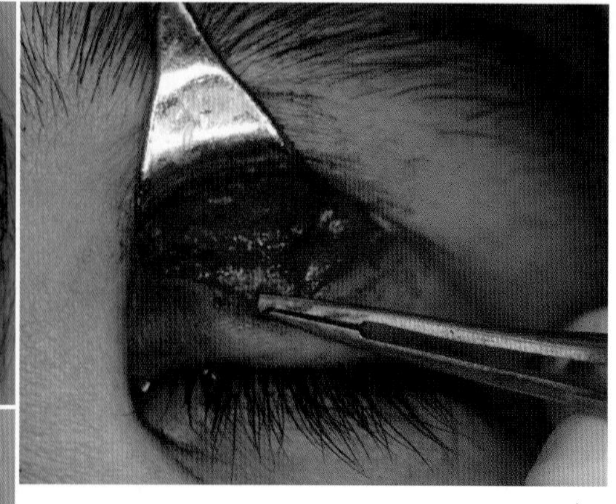
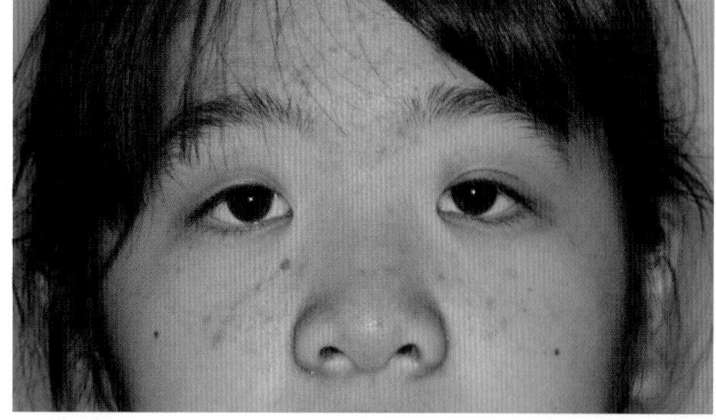

a | b
c |

図 8.
症例 3：12 歳，女性．左先天性眼瞼下垂
a：術前
b：瞼板を check ligament に縫着したところ
c：術後 6 か月の状態

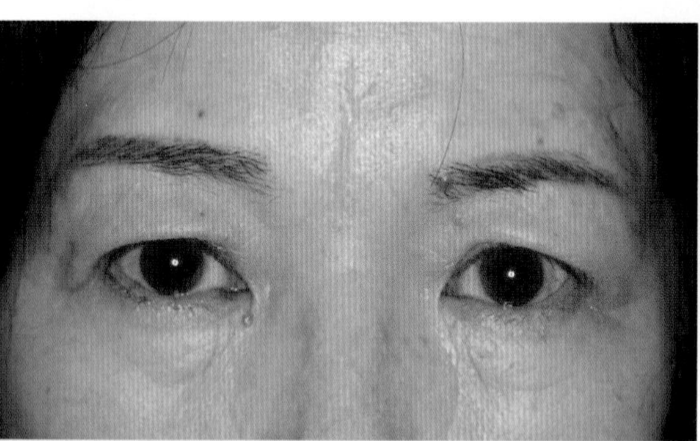
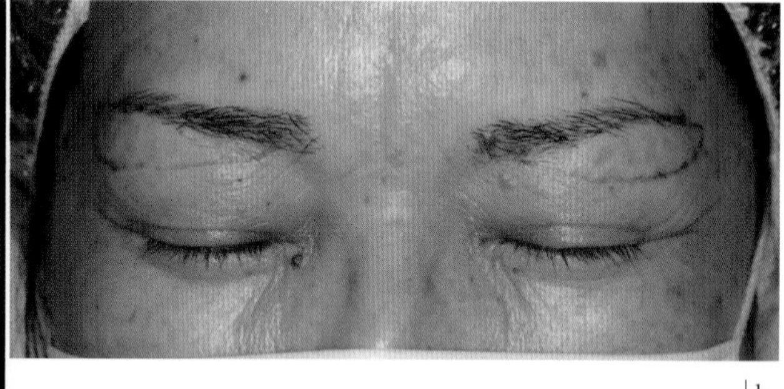
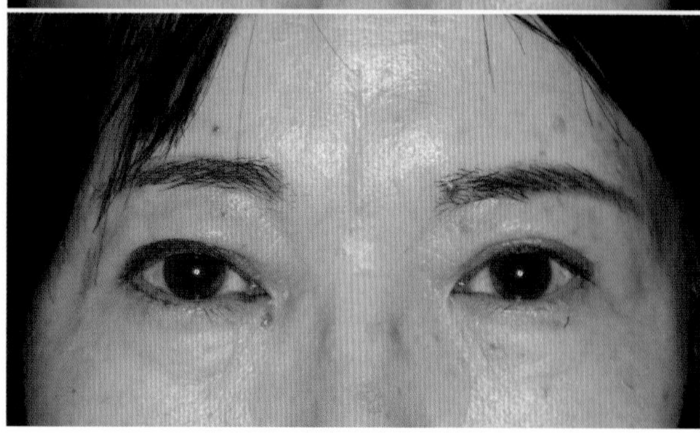

a | b
c |

図 9.
症例 4：52 歳，女性．皮膚弛緩性下垂
a：術前．睫毛の上に上眼瞼の皮膚がのり，内反するとの訴えがあった．
b：眉毛下皮膚切除のデザイン，最大で 11 mm 幅で皮膚を切除した．
c：術後 4 か月の状態．隠れていた重瞼線が明らかになり重さが取れたとのことである．

膜採取の必要がない．

先天性眼瞼下垂，ミトコンドリア脳筋症など挙筋機能が失われている症例で適応となる．

7．眉毛下皮膚切除術

眉毛下部の皮膚を紡錘形に切除する術式である[9]．皮膚弛緩性眼瞼下垂の症例で適応となる．元来一重瞼や奥二重で瞼が厚いタイプの患者に，眼瞼部の手術を行うと顔貌が大きく変化し腫れも遷延する．こうした患者では眉毛下皮膚切除が適している（図 9）．

術前の説明

1．腫脹，内出血

個人差があるが，最近は高齢者では抗凝固剤，抗血小板薬を内服していることが多いので確認しておく．可能であれば担当医に問い合わせ適宜休薬をお願いするが，局所の手術であるので必ずしも休薬は必須ではない．ただし，ワーファリンを内服している場合は入院してヘパリン化の上，手術を行った方がよい．

2．Heringの法則

片側の眼瞼下垂に対し手術を行った場合，術後に健側の眼瞼の下垂を生じる現象を言う．眼瞼下垂の患者では前頭筋を収縮させ眉毛を挙上させている．片側の眼瞼下垂であっても両側の眉毛が挙上されているため，手術により患側の眼瞼下垂が改善すると眉毛の位置は両側で下がるため，健側の眼瞼は若干下垂することになる．

3．顔貌の変化

眼瞼下垂の手術により顔貌が大きく変わることがある．なかには顔貌の変化を許容できず，ストレスを感じたり精神的失調をきたす患者もいるので注意が必要である．

4．前額にボツリヌストキシン注射を受けている患者

前額の横ジワに対し定期的にボツリヌストキシン注射を受けている患者には，手術前3～4か月は打たないように伝える．注射を受けている場合は効果が消失するまで待つように説明する．

術　後

1．ドライアイ

眼瞼下垂の術後はドライアイの自覚症状を認めることも多い．眼科的な診察では点状表層角膜症を呈することもあるが，通常術後経過とともに改善していくことが多い．発症時には点眼，夜間の眼軟膏塗布で対応する．

2．左右差

術後，瞼裂，重瞼幅の左右差が認められることがある．術後1～2か月待機し腫れの影響が取れれば改善することもあるが，必要であれば再手術を行う．

3．予定外重瞼線

切開した部位と異なる位置に重瞼線が出現することがあり，修正を必要とすることもある．

参考文献

1）小室裕造：1 眼瞼 1)解剖の知識．患者満足度ベストを目指す　非手術・低侵襲美容外科．pp34-37，南江堂，2016．

2）Spinelli, H. M.：Atlas of Aesthetic Eyelid & Periocular Surgery. pp2-27, W. B. Saunders, Philadelphia, 2004.

3）Yuzuriha, S., et al.：An anatomical structure, which results in puffiness of the upper eyelid and a narrow palpebral fissure in the Mongoloid eye. Br J Plast Surg. **53**：466-472, 2000.
Summary　下位横走靭帯の詳細な解剖学的検索がなされた論文．

4）野田実香：眼瞼下垂手術：理論．臨床眼科．**60**：676-682，2006．

5）Cohen, A. J., et al.：Oculofacial, orbital and lacrimal surgery：a compendium. 773, Springer, 2019.

6）Anderson, R. L., et al.：Aponeurotic ptosis surgery. Arch Ophthalmol. **97**：1123-1128, 1979.
Summary　現在広く行われている腱膜性眼瞼下垂に対する腱膜固定の術式が紹介されている．

7）真崎信行ほか：【眼瞼の手術アトラス―手術の流れが見える―】埋没式眼瞼下垂　PEPARS．**171**：55-60，2021．
Summary　患者さんの負担が少ない埋没式眼瞼下垂に関する論文．

8）Santanelli, F., et al.：Correction of myopathic blepharoptosis by check ligament suspension：Clinical evaluation of 89 eyelids. J Plast Surg Hand Surg. **45**：194-199, 2011.

9）Kim, Y. S., et al.：Infrabrow excision blepharoplasty：applications and outcomes in upper blepharoplasty in Asian women. Plast Reconstr Surg. **122**：1199-1205, 2008.

PEPARS No.191：30-42, 2022

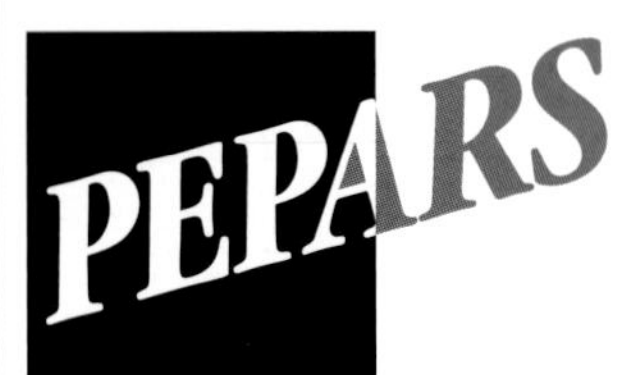

◆特集／こんなマニュアルが欲しかった！形成外科基本マニュアル[2]

顔面の局所皮弁デザインアトラス

花井 潮[*1] 城田真唯子[*2] 角田洋太郎[*3] 根本 仁[*4]

Key Words：局所皮弁(local flap), relaxed skin tension line；RSTL, 横転皮弁(transposition flap), 回転皮弁(rotation flap), 皮下茎皮弁(subcutaneous pedicle flap)

Abstract 局所皮弁はcolor, texture matchに優れる点で，頭部顔面の小欠損の再建には特に有用な方法と言える．顔面の局所皮弁のデザインは，aesthetic unit, subunitを考慮し，縫合線がRSTLと皺線の方向に一致するよう計画する．局所皮弁には，血行動態による分類(axial patternとrandom pattern)，移動形態による分類(前進皮弁，回転皮弁，横転皮弁)，島状皮弁や双葉皮弁など形態による名称，そして鼻唇溝皮弁，眼輪筋皮弁など部位や茎の組織に由来する名称がある．横転皮弁と回転皮弁はデザインを誤ると目立つ変形を残す可能性があるため，皮弁のサイズとpivot pointを正確に設定する必要がある．また，皮弁に緊張がかかるとうっ血や壊死の原因となるため，皮弁の伸展性に期待せずサイズに余裕を持たせることが重要である．一方，皮下茎皮弁の場合，皮島のサイズはtrapdoor変形を回避するために欠損と同等に作成し，皮下茎の長さを欠損部とpivot point間の距離よりも長くする．臨床症例として，典型的な症例に加え，シンプルな皮弁を複数組み合わせて再建した症例を示す．

はじめに

局所皮弁は，特別な手術器具が揃っていない施設でも行える有用な再建方法である．短時間で行え，一見簡便とも思える手法であるが，顔面においては血行やデザインの制約という思わぬ落とし穴があり，十分な術前計画は必須である．本稿では，主に頭部顔面における代表的な局所皮弁について解説し，臨床症例を供覧する．

[*1] Ushio HANAI, 〒259-1193 伊勢原市下糟屋143 東海大学医学部外科学系形成外科学，准教授
[*2] Maiko SHIROTA, 同
[*3] Yotaro TSUNODA, 同，助教
[*4] Hitoshi NEMOTO, 同，講師

Relaxed skin tension line(RSTL)と皺線(Kraissl線)

Borgesは，顔面の皮膚を弛緩させた状態で最も緊張のかかっている方向をrelaxed skin tension line(RSTL)とした[1]．Kraisslは，皮膚切開線の指標として皺線(Kraissl線)を提唱した[2]．臨床上参考にされるRSTLと皺線を比較すると，眉間部，鼻部，外眼角部などで走行が大きく異なっている(図1)．これらを踏まえ，顔面の局所皮弁のデザインを行う場合，aesthetic unit, subunitを考慮した上で，縫合後の創は皺線の方向に一致するように計画する[3]．

局所皮弁の分類

皮弁の分類は非常に複雑であり，本稿で全てを網羅するのは困難である．ここでは特に理解しておくべき分類を示す．

a|b

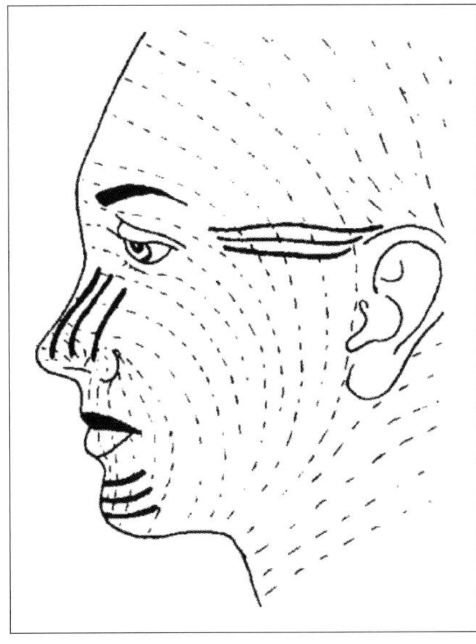

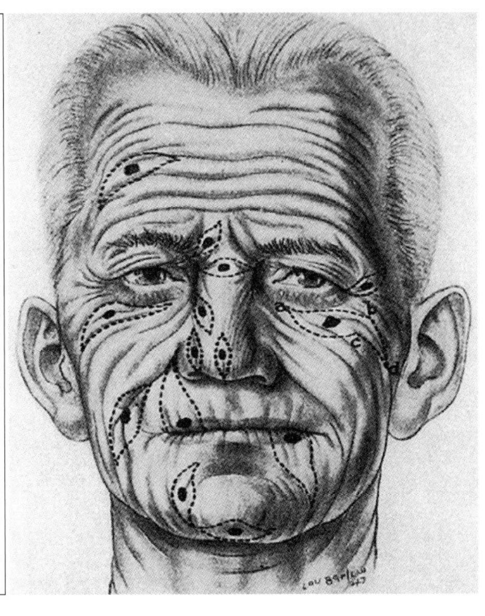

図 1.
a：Relaxed skin tension line (RSTL)と Kraissl 線(皺線)の比較
点線：RSTL
実線：Kraissl 線(皺線)
(文献１より引用)
b：皺線に沿った紡錘形デザインの方向
(文献２より引用)

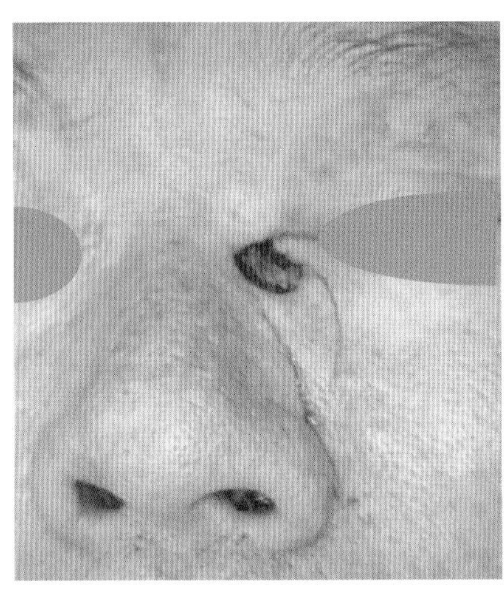

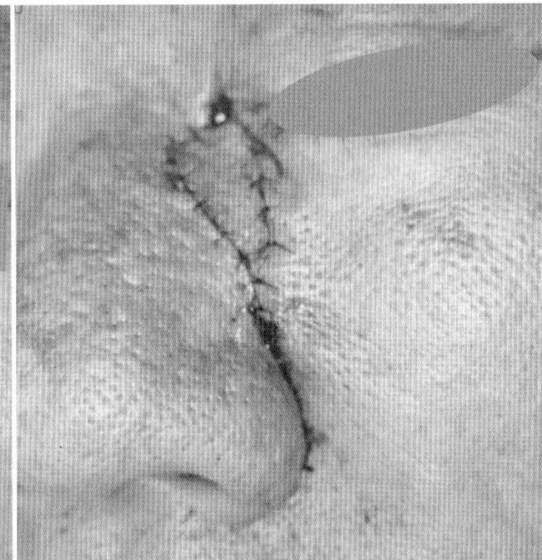

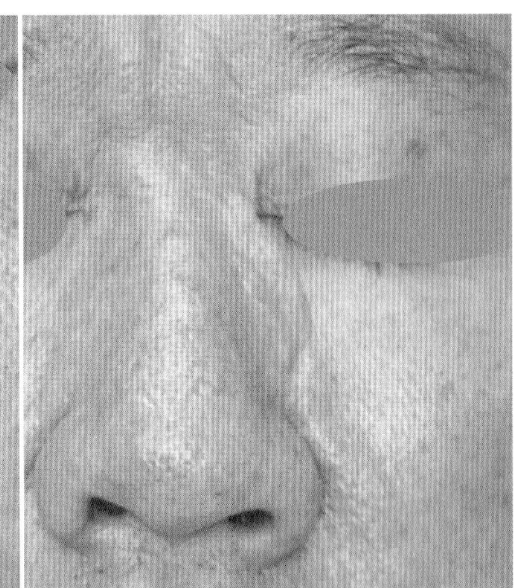

a|b|c

図 2. 症例1：V-Y advancement flap
56 歳，男性．左内眼角部の基底細胞癌
a：欠損部の尾側に flap をデザインした．
b：縫合終了時
c：術後 6 か月．瘢痕には軽度の trapdoor 変形が見られる．

1．血行動態による分類

名のついた栄養血管を有する軸走型皮弁(axial pattern flap)と，それを持たず血流を真皮下血管網に依存する乱走型皮弁(random pattern flap)に分類される．Axial pattern flap は，栄養血管を温存して茎を細くできるため皮弁の自由度は高いが，皮弁を作成できる部位は限られる．Random pattern flap は様々な部位に作成が可能だが，血流を確保するために幅広い茎を要する．また，術後の腫れなどによりうっ血を呈しやすい．

2．移動形態による分類

主に前進皮弁，横転皮弁，回転皮弁の３つに分類される．顔面においては眼瞼，鼻，口唇，耳介など，部位の形態に合わせた多様なデザインが考案されているが，いずれもこれらの皮弁を組み合わせたり，応用したりしたものと言える．

A．前進皮弁，進展皮弁(advancement flap)

欠損部に直接皮弁を前進させる方法である．この場合に，皮弁基部で Bürow の三角を作ると前進移動はより容易となる．また，皮弁自身の伸展性を利用することもある．V-Y advancement flap(図2)

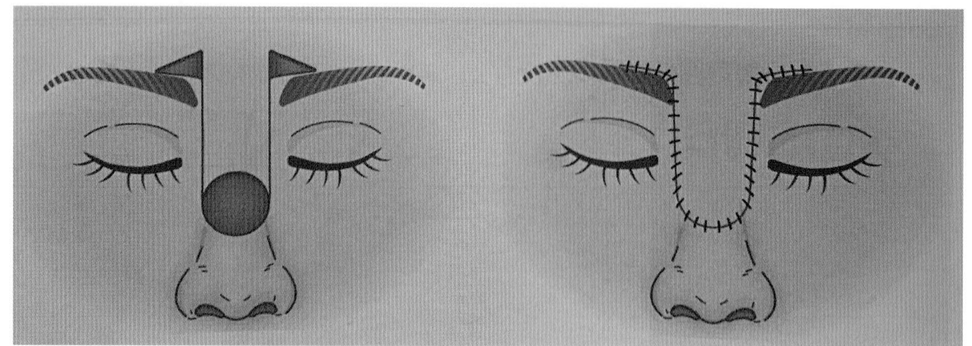

図 3. Rintala flap(advancement flap)
両側眉毛上に Bürow の三角を作成する前進皮弁である.
(文献 4 より引用)

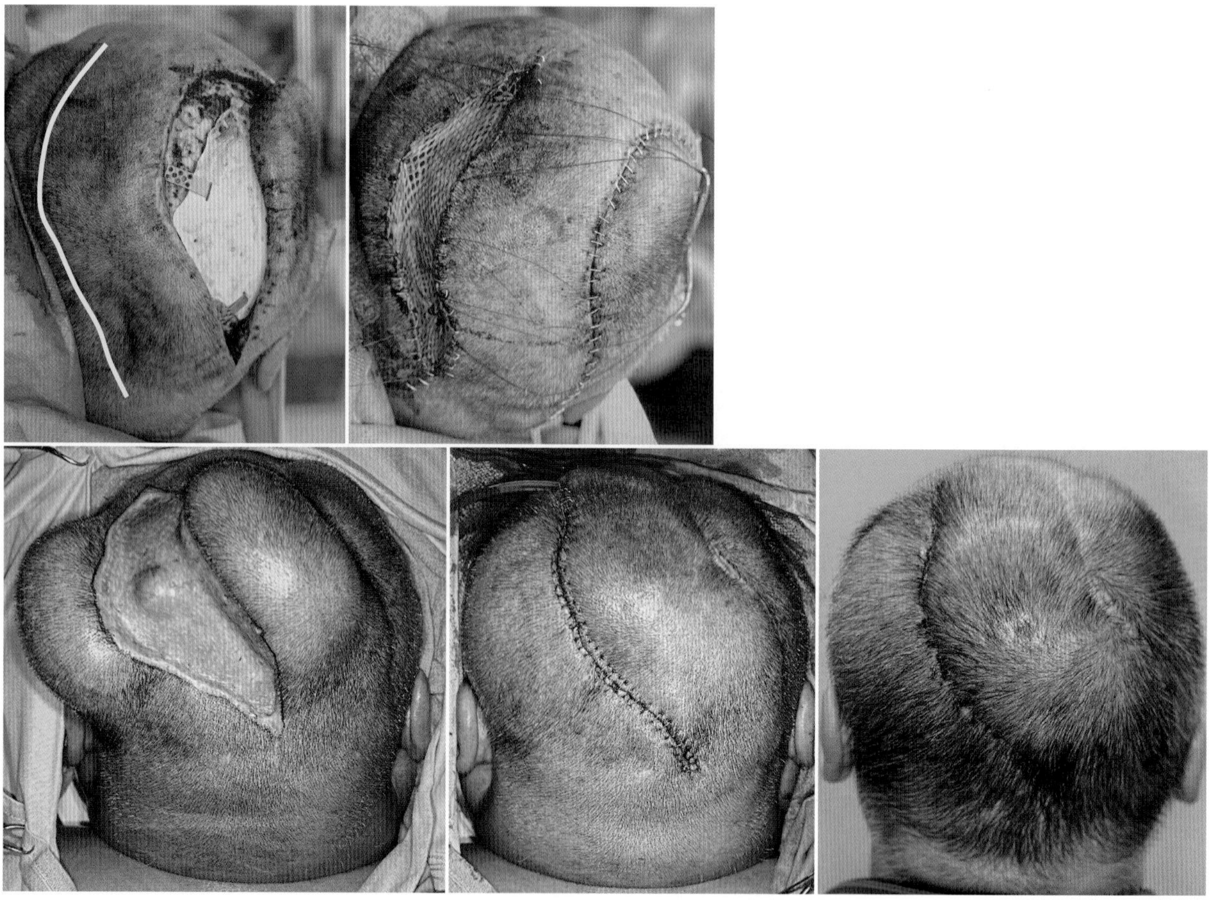

図 4. 症例 2：Bi-pedicled flap

a|b
c|d|e

51 歳，男性．再々発をきたした側頭部髄膜腫

a：右側頭部の皮膚再発病変を切除したところ閉創困難となった．露出した人工骨が見える．黄色線は切開デザイン

b：人工骨を後頭部の bi-pedicled flap で被覆し，donor site に分層植皮を行った.

c，d：腫瘍切除術から 6 か月後．2 つの tissue expander を用いて植皮瘢痕部を切除した.

e：術後 3 か月

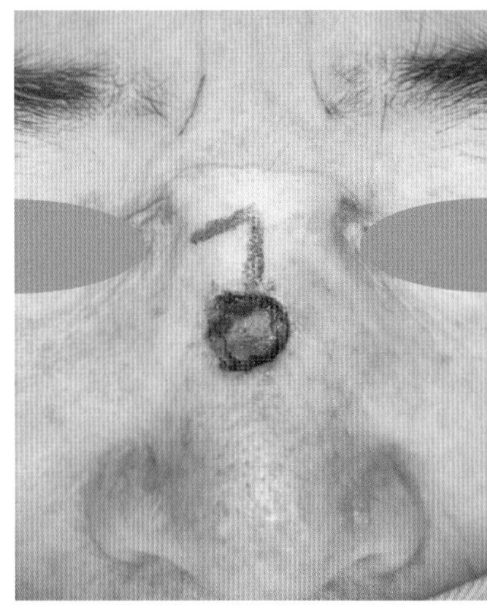
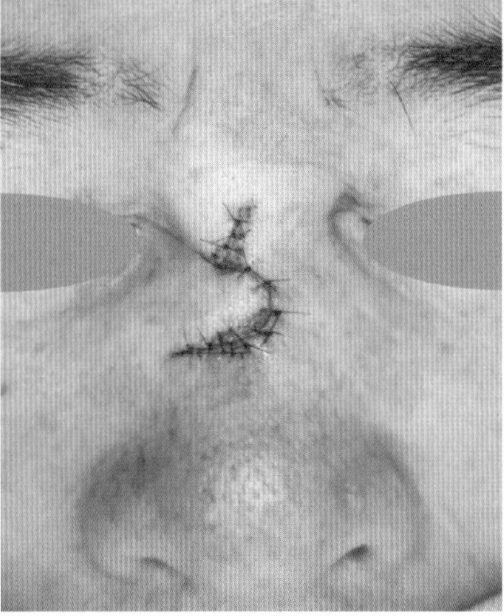
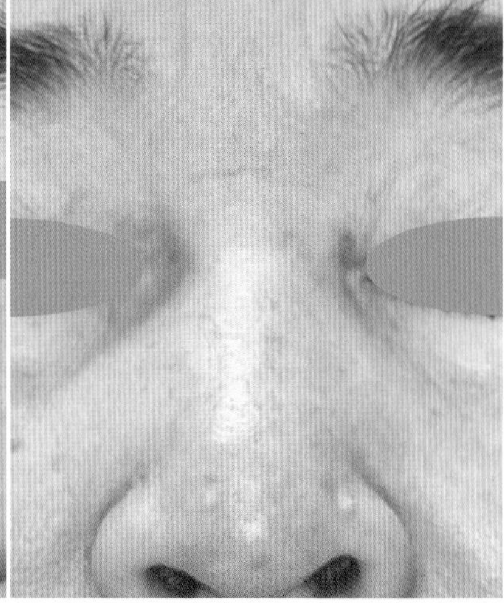

a|b|c

図 5. 症例 3：Rhomboid flap
67 歳，男性．鼻背部の基底細胞癌
a：鼻根部の皮膚のゆとりを利用して，欠損部の頭側に flap をデザインした．
b：手術終了時
c：術後 12 か月．創部は目立たない．

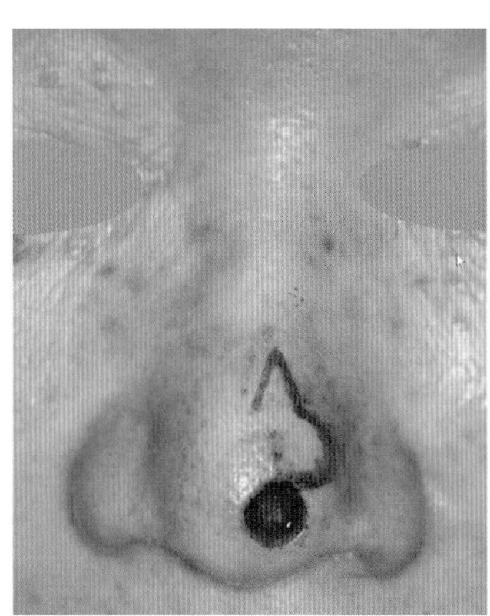
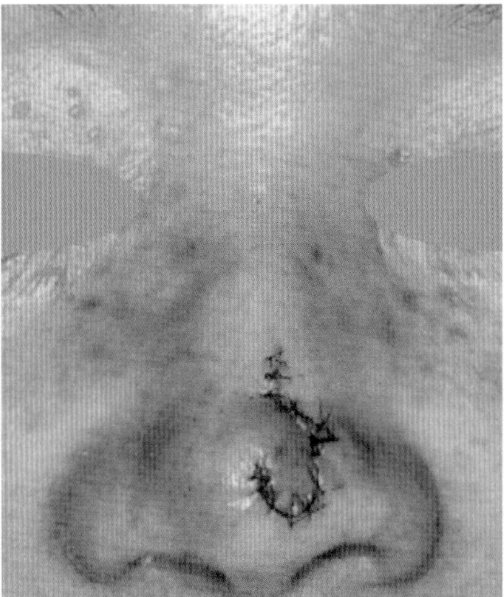
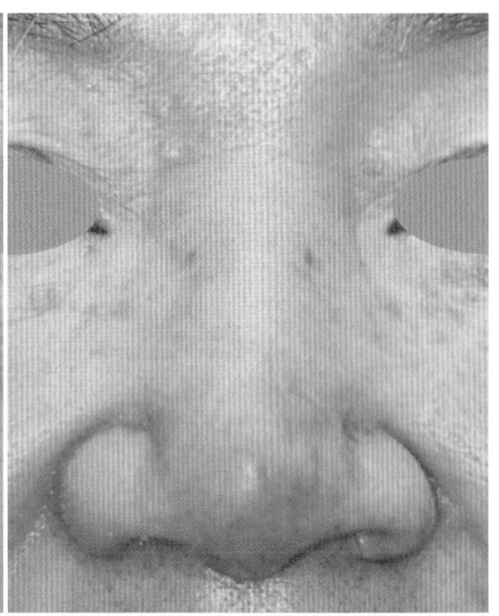

a|b|c

図 6. 症例 4：Bilobed flap
68 歳，女性．鼻尖部の基底細胞癌
a：Flap のデザイン．Secondary flap は鼻背の皺線に沿ったデザイン．少し細く，縫縮可能なサイズとした．
b：手術終了時
c：術後 4 か月．瘢痕はまだ赤いが，鼻の形態は良好である．

や Rintala flap（図 3）[4]，双茎皮弁を平行移動させる移動法（図 4）もこれに含まれる．

B．横転皮弁（transposition flap）

欠損部から離れた部位から，あるいは正常皮膚を越えて皮弁を移動させる方法である．Rhomboid flap や bilobed flap が代表的である（図 5～7）．Z 形成術における皮弁の入れ替えもこれに含まれる．欠損部を確実に被覆するためには，欠損創に比べてできるだけ大きな皮弁を，正しい pivot point の設定で作成することが重要である．皮弁にかかる緊張がうっ血や壊死の原因となるので，デザインの段階では皮膚の伸展性を見積もるべきではない．デザインに際してガーゼや紐などを用いて皮弁の移動範囲を確認する方法が有用である．

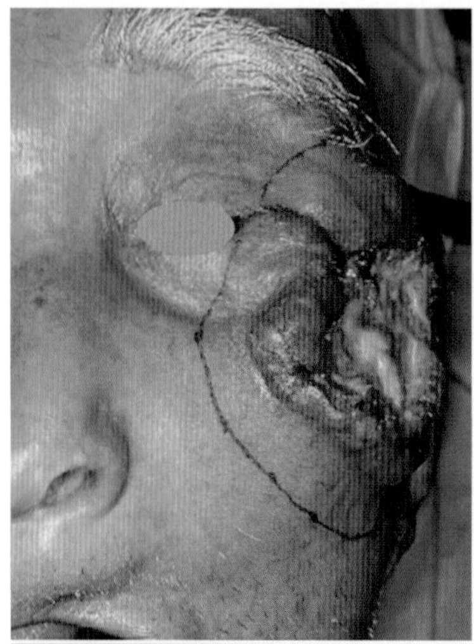
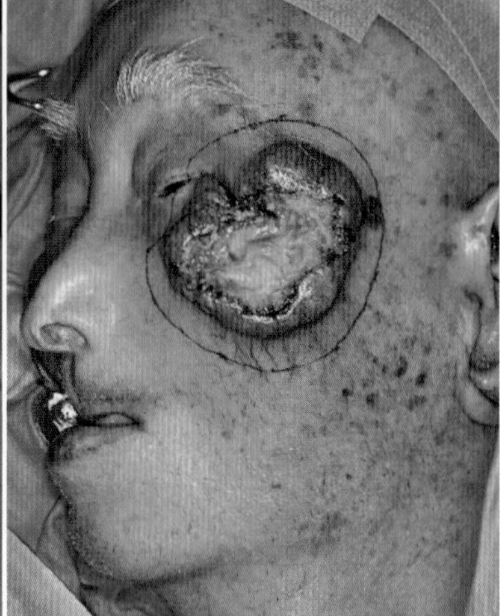
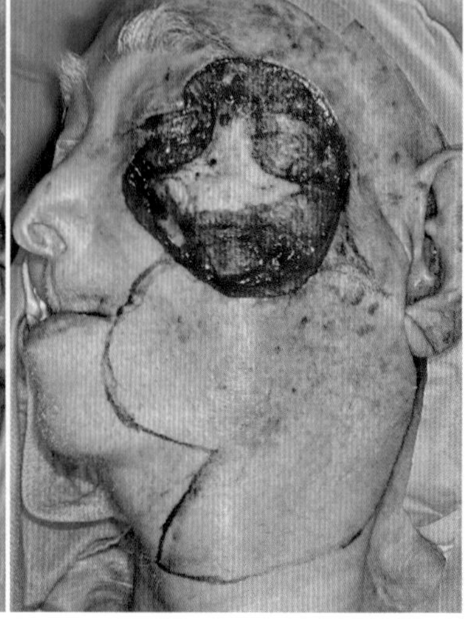
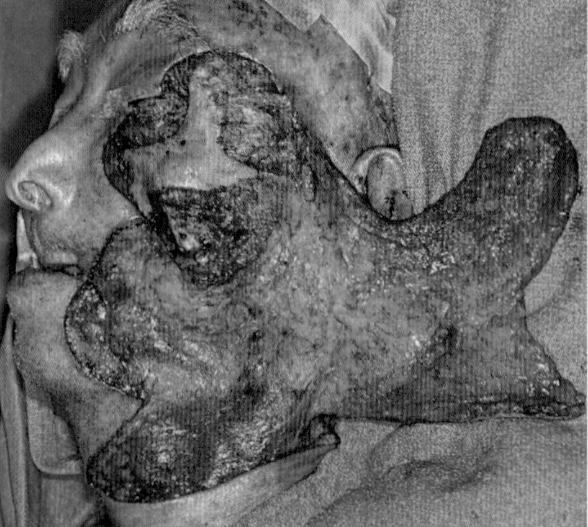

図 7.
症例 5：Bilobed flap
91 歳，男性．下眼瞼，頬部の有棘細胞癌
　a，b：左下眼瞼，頬部の病変を切除する．
　c：病変を頬骨骨膜まで切除し，下顎部に primary flap，頚部に皺に沿った secondary flap を置く bilobed flap をデザインした．欠損部外側の dog ear 部分は切除せず，耳前部の Z 形成術に用いて primary flap の長さの延長に利用した．Dog ear を切除しないことで pedicle の幅も確保できる．
　d：Flap を SMAS 上で挙上したところ．下眼瞼後葉には耳介軟骨移植を行った．
　e～g：縫合終了時

a	b	c
d		
e	f	g

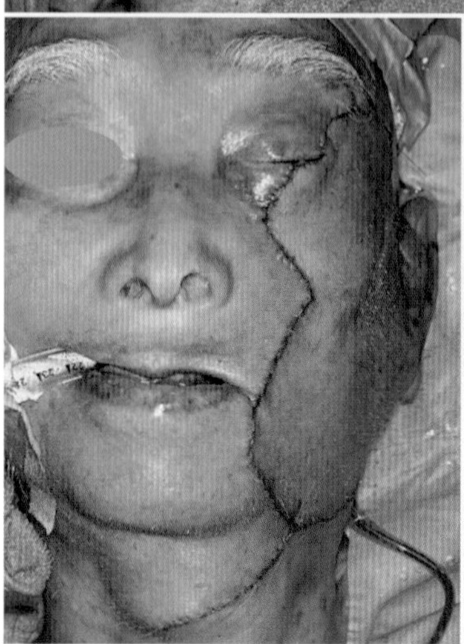
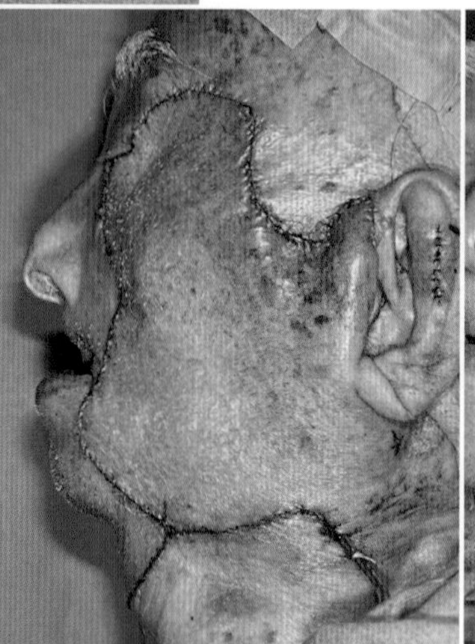
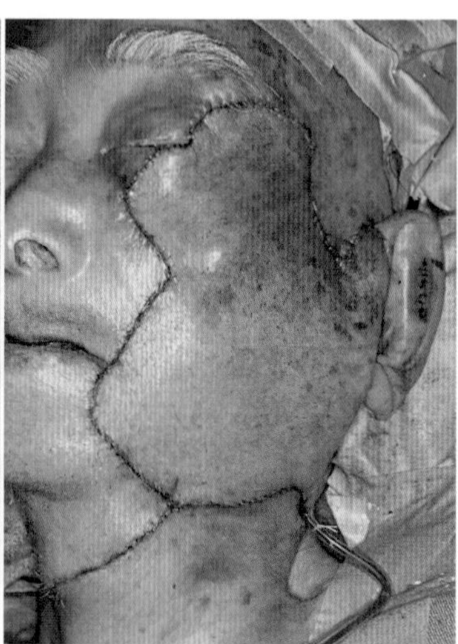

C．回転皮弁(rotation flap)(図 8，9)

欠損部に隣接する半円状の皮弁を回転移動させる方法で，顔面では malar flap(cheek rotation flap)(図 8)が挙げられる．回転移動の pivot point は皮弁の欠損側と反対の端になる．皮弁にかかる緊張を軽減するためには，pivot point から欠損部の端に向かって back cut を入れるか，pivot point から半円の外側に Bürow の三角を作成する．Back cut により皮弁の移動は容易となるが，皮弁の茎が細くなり血流障害をきたすこともあるので

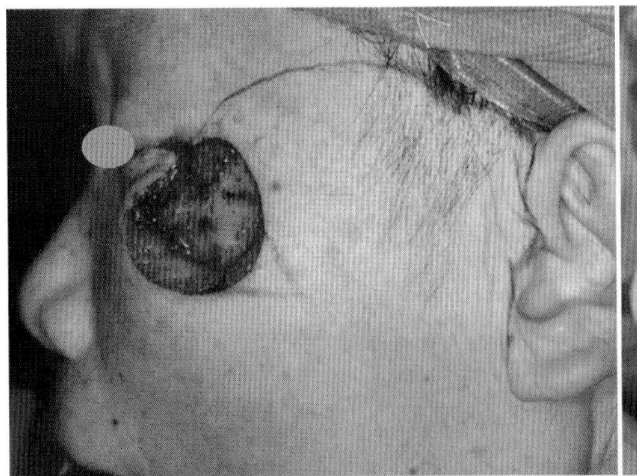
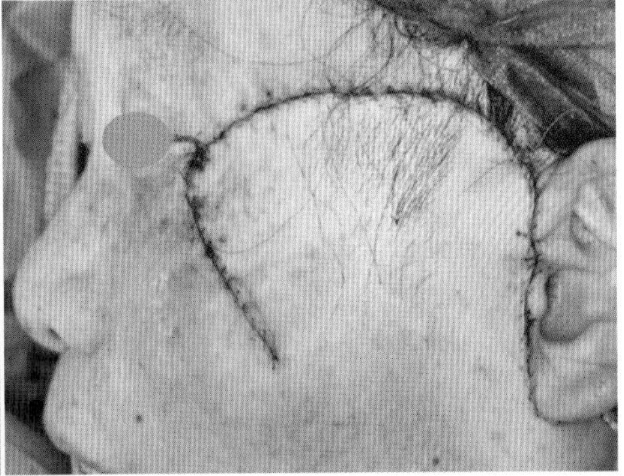
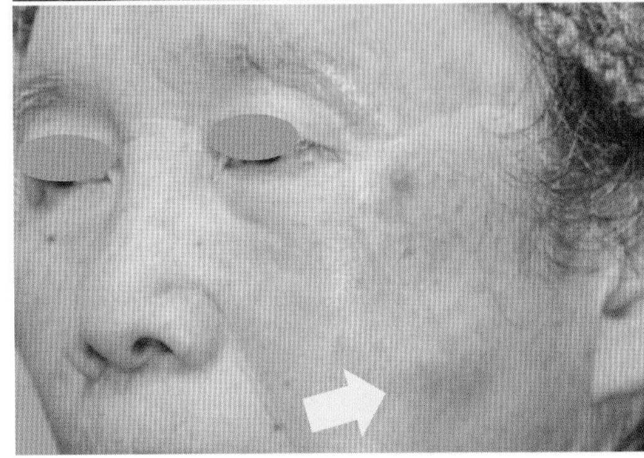

a|b
c|

図 8.
症例 6：Malar flap(cheek rotation flap)
76 歳，女性．頬部の有棘細胞癌
a：病変切除後，Flap のデザイン．外眼角に緊張がかからないようにこめかみ部は十分頭側まで皮弁に含める．欠損部外下方の三角は dog ear となるため切除する．
b：手術終了時
c：瘢痕は目立たず外眼角の変形もみられない．頬部中央に dog ear(矢印)が残る．

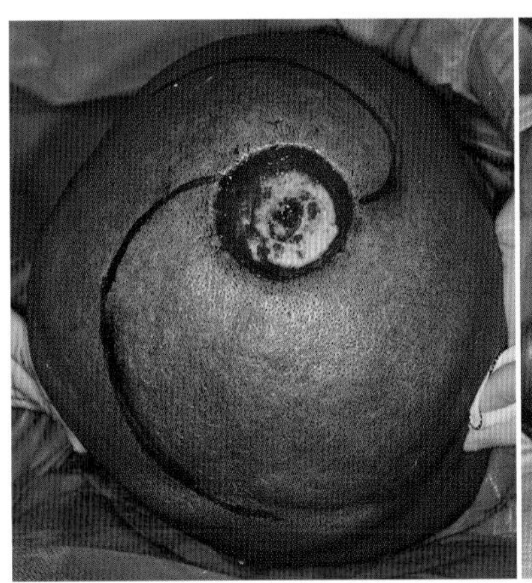
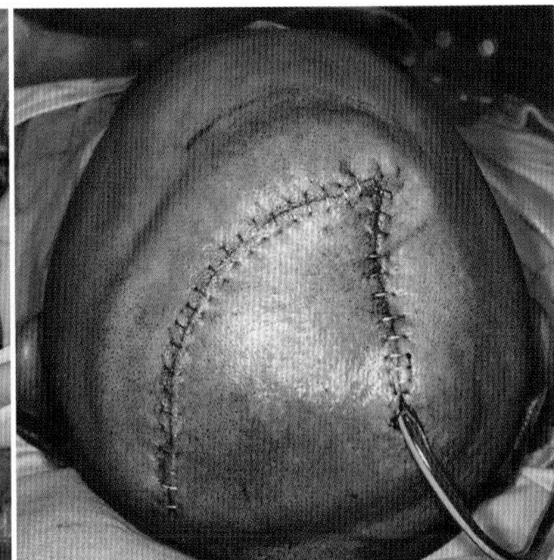
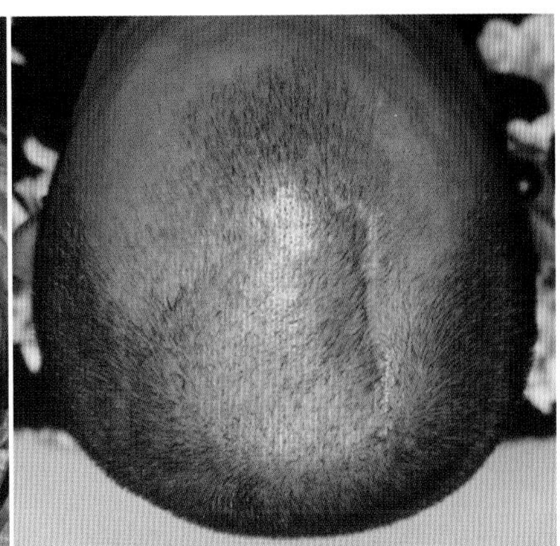

a|b|c

図 9. 症例 7：Rotation flap
31 歳，男性．頭頂部の粘表皮癌
a：病変を骨膜まで切除し，2 つの flap をデザインした．
b：Flap は帽状腱膜下で剝離し挙上した．欠損部の後方で dog ear の切除を行った．後方の 1 つの rotation flap で閉鎖し得た．
c：術後 3 か月

慎重に行う．より安全に皮弁を移動・縫縮するためには，欠損に対して極力大きい皮弁をデザインすることが重要である．

1）Cheek rotation flap(malar flap)(図 8)

主に下眼瞼から頬部上 1/2 の再建に用いられる．Mustardé 法[5]がよく知られるが，移動に緊張がかかると下眼瞼外反は必発である．これを回避するためには，こめかみ部の切開デザインを十分頭側にすること，皮弁を大きく作成することが重要である[6]．長い瘢痕よりも下眼瞼外反の方がはるかに目立つ．

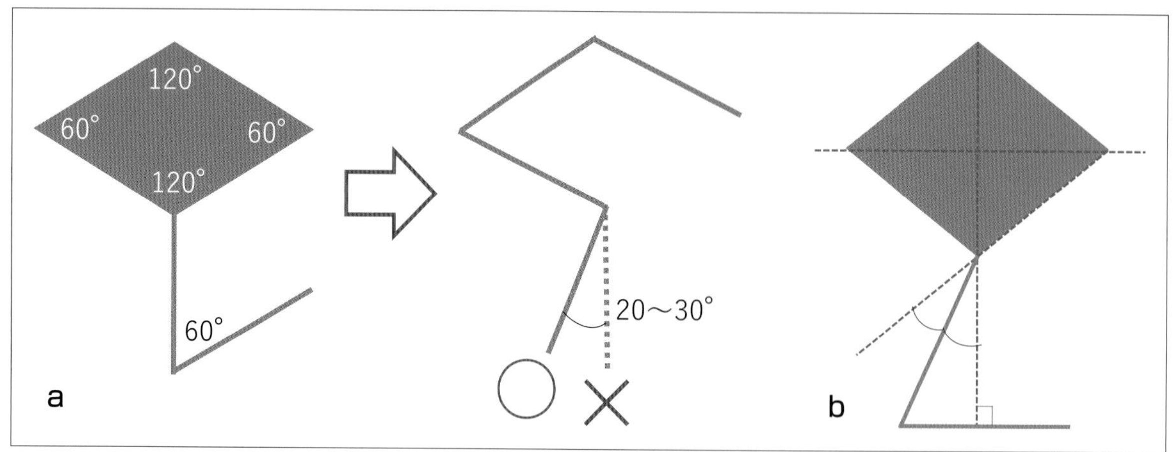

図 10. Rhomboid flap
a：Limberg flapのデザイン．皮弁移動後の縫合線は皮弁の短径の軸から20°〜30°ずれる．
b：Dufourmentel flapのデザイン．縫合線のずれを想定した角度設定を行う．
（文献11より引用改変）

3．皮弁の形態による名称

A．島状皮弁(island flap)，皮下茎皮弁(subcutaneous pedicle flap)

皮弁全周の皮膚を切開して，皮下脂肪，血管，筋膜，筋肉を茎とする有茎皮弁を島状皮弁，その皮膚部分を皮島と呼ぶ．島状皮弁のうち血管網をもつ皮下脂肪を茎とするものが皮下茎皮弁である．V-Y advancement flapを代表とする前進型や横転型のものがあり，特に血流の豊富な顔面において有用である．眼輪筋皮弁は狭義には皮下茎皮弁とは異なるが，主軸血管を持たないため広義では皮下茎皮弁に含まれる．皮下茎皮弁のデザインにおいて特に重要なポイントは，donor siteをaesthetic unitあるいは皺線に沿わせること，皮下茎の長さは欠損部-pivot point間の距離よりも長く作成すること，trapdoor変形を回避するために，欠損に対して皮島が余剰とならないようにデザインすることである．

1）前進型(V-Y advancement flap)

皮弁の長径は欠損部径の2.5〜3倍程度とする．皮切後，遠位より皮下を剝離し，皮弁が欠損部に余裕をもって到達できるまで剝離を行う．

2）横転型

欠損部に隣接した部位に，欠損部と同等のサイズと形状の皮弁を作成する．この際皮島の回転の有無でデザインの向きが変わるため注意する．Pivot pointを中心に皮弁を水平方向に180°回転させることもできる．皮切後，皮弁遠位よりpivot point付近まで剝離を進める．

B．双茎皮弁(bi-pedicled flap)(図4)

一般に局所皮弁の形は弁状であるが，皮膚を平行に切開して茎が双方にあるものを双茎皮弁と言う．ほとんどの場合，donor siteに植皮などの新たな被覆を要する．したがって，双茎皮弁の主たる適応は，組織欠損部に骨，腱，人工材料などが露出するため，植皮以外での創閉鎖を必要とする症例である．整容面では他の局所皮弁に劣る．

C．双葉皮弁(bilobed flap)(図6，図7)

2つの横転皮弁を用いる方法である．欠損部に移動する皮弁(primary flap)と，primary flap採取部を閉鎖する皮弁(secondary flap)を作成する．近年ではdog earを小さくするため2皮弁の軸のなす角度は45°程度，全体で90°〜100°とするデザインが中心である[7]．2皮弁の幅を段階的に細くデザインすることによって緊張を分散できる．また，欠損部に隣接しない余裕のある部位の組織をsecondary flapとして活用できる．縫合線が線(RSTL)と一致しない時はZ形成術を追加する[8]．欧米では，鼻部の尾側1/3の領域の直径1.5 cmまでの円形欠損創によく用いられるが[9)10]，外鼻が低い日本人においては鼻尖に目立つ変形をきたしたり，左右非対称となる可能性が高いため，適応とする欠損のサイズは10 mm程度までとした方が結果は良好である．また鼻など組織に余裕のな

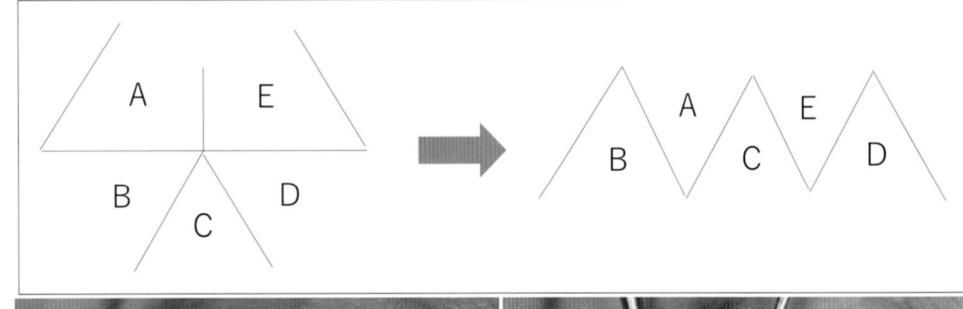

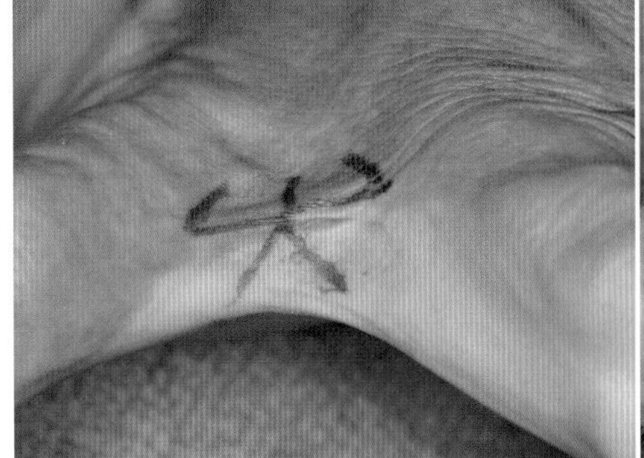

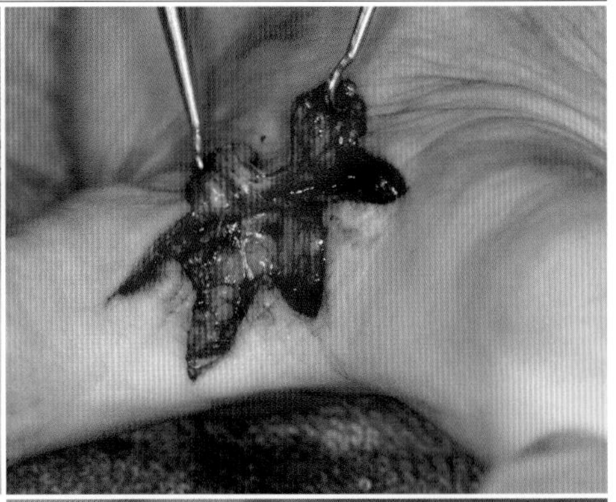

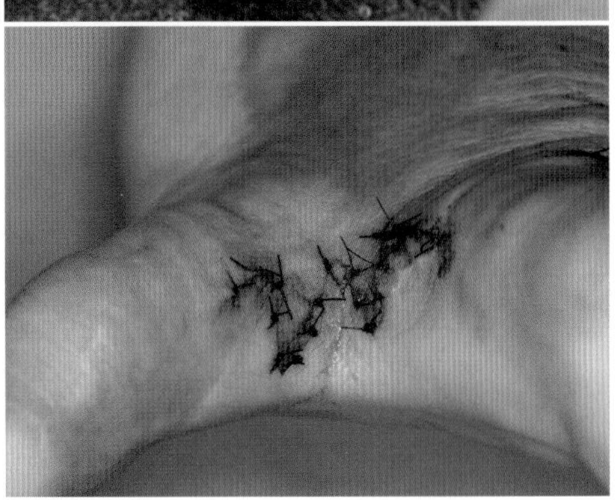

a
b c
d

図 11.
症例 8：5-flap 法
45 歳，女性．指間部の熱傷瘢痕拘縮
a：5-flap Z 形成術のシェーマ
b：4-5 指間の瘢痕拘縮に five flap をデザイン
c：拘縮を解除し皮弁を挙上したところ．指間が十分広がるまで皮下の瘢痕組織も解除する．
d：縫合終了時．指間の延長効果が得られた．

い部位では，欠損と primary flap のサイズは等しくした方がよい．

D．菱形皮弁(Rhomboid flap)

菱形の欠損部を幾何学的な形態の皮弁で修復するもので，欠損部を菱形に整形し得る楕円形や正円形の創の閉鎖に適している．デザインの形状から，皺線が目立たない頬部やこめかみ部は瘢痕が周囲となじみやすく，有用である．縫合線の約半分は RSTL に一致しないことから，皺線の明瞭な前額部では瘢痕が目立つため薦められない[11]．

1）Limberg flap

Limberg[12]が報告した，内角が 60° と 120° の菱形の欠損部に対する皮弁である．欠損部の菱形の各辺に対応して計 4 通りの皮弁がデザインできるので，最も適したものを選択する．皮弁挙上部の皮膚の余裕，aesthetic unit や皺線と瘢痕の関係などをもとに検討する．縫合線は，donor の閉鎖の際に張力が生じるため，20° ～30° 茎と反対側つまり皮弁を移動させた側に牽引される(図 10-a)．

2）Dufourmentel flap[11](図 10-b)

菱形の内角を自由に設定できるため，多様な欠損創に適応できる．皮弁の回転角が Limberg flap より小さいため，dog ear も少ない．

局所皮弁の応用

1．5-flap 法(図 11)

Z 形成術を応用した皮弁である．両腕を挙げて跳ねている人間のようなデザインから jumping-man flap とも呼ばれる．相対する Z 形成術の間に小切開が入り，これらの三角弁が回転しながら前進する．軸の片側に組織の余裕がない場合にも有効な方法である．内眼角贅皮，指間，腋窩などの

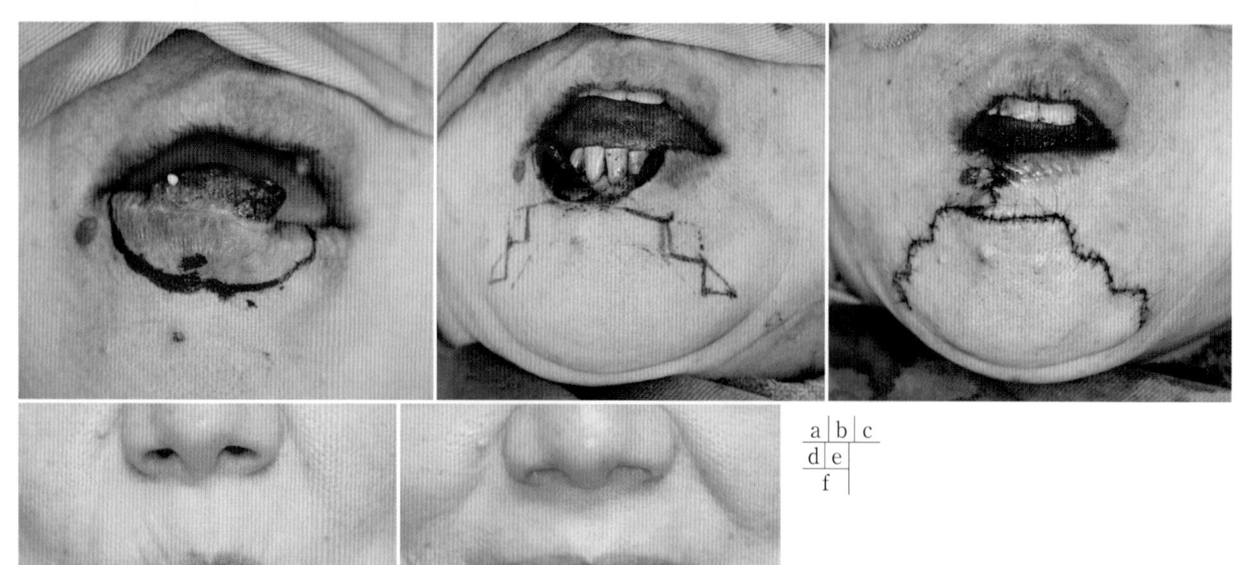

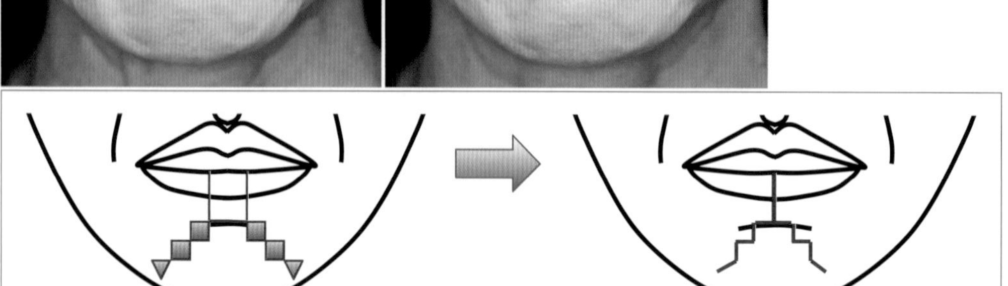

図 12. 症例 9：Stepladder 法 advancement flap
63歳，女性．下口唇の有棘細胞癌
a：手術は経鼻挿管で行う．病変の切除範囲をマークする．
b：Flap のデザイン．下口唇の 50%以上の欠損である．
c：手術終了時
d，e：術後 8 か月
f：デザインのシェーマ（文献 13 より引用）

ひだ状，水かき状の部分の修正に適している．

2．下口唇の再建―Stepladder 法（図 12）[13]

下口唇の大きな欠損の再建においては，頤唇溝を越えた切開線でのトリミングを要することがある．その場合には Stepladder 法[14]など W 形成術を応用した方法により瘢痕を RSTL に沿わせることができる．

3．下口唇の再建―Fan-shaped flap（図 13）[15]

下口唇広範囲全層の再建には Estlander flap, fan flap, fan-shaped flap が用いられる．いずれも顔面動脈を含む軸走型皮弁で両側鼻唇溝部を donor site とする．

4．鼻唇溝皮弁（nasolabial flap）

鼻唇溝皮弁は鼻唇溝付近に作成する皮弁であ

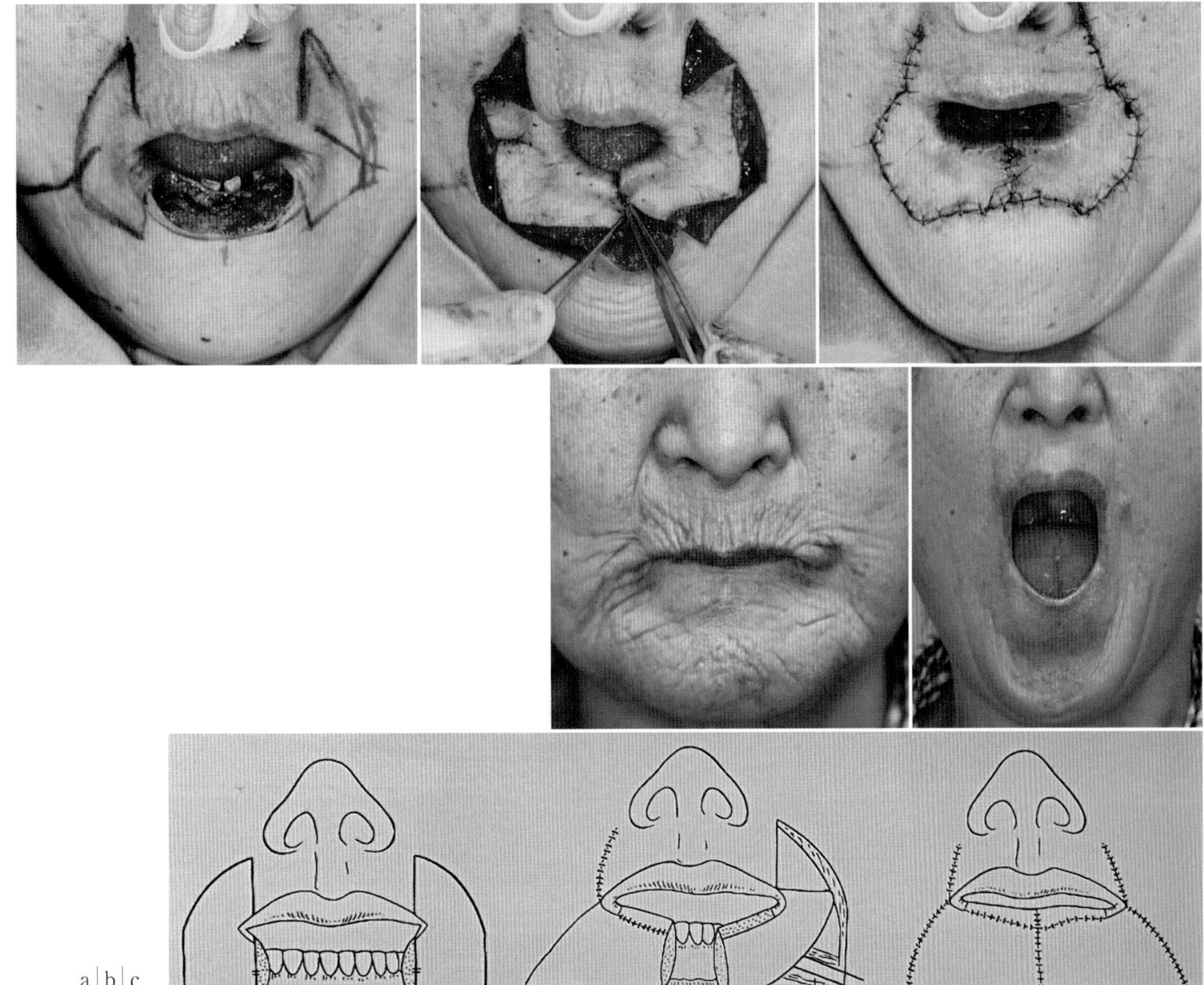

図 13. 症例 10：Fan-shaped flap
73 歳，女性．下口唇の有棘細胞癌
a：下口唇の 70%の欠損に対する fan-shaped flap のデザイン
b：術中所見．顔面動脈を含む flap を両側で挙上したところ
c：手術終了時
d，e：術後 15 か月．下口唇赤唇は tension で薄く引き伸ばされて閉口時には見えないが，不自然な形態ではない．開口は概ね良好である．
f：Fan-shaped flap のデザインのシェーマ(文献 15 より引用)

り，前進皮弁以外に横転皮弁としても用いることができるため，応用範囲の広い皮弁である．皮弁採取後の縫合線を鼻唇溝に一致させるようなデザインにすると，皮弁採取部の術後瘢痕が目立たなくなる．鼻唇溝周囲は真皮下血管網が豊富であり，さらに発達した顔面動脈の分枝も含めることができるため，皮弁幅の約 4 倍の長さまで安全に挙上できるとされている[16]．

A．前進皮弁

皮下茎型 V-Y advancement flap としてしばしば用いられる．頬部側の厚い皮下脂肪織を皮下茎とすることで，鼻翼溝付近から鼻背部，内眼角部付近まで再建可能である．

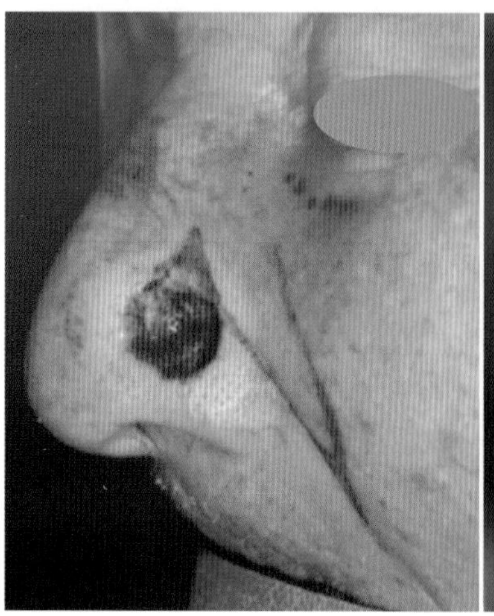
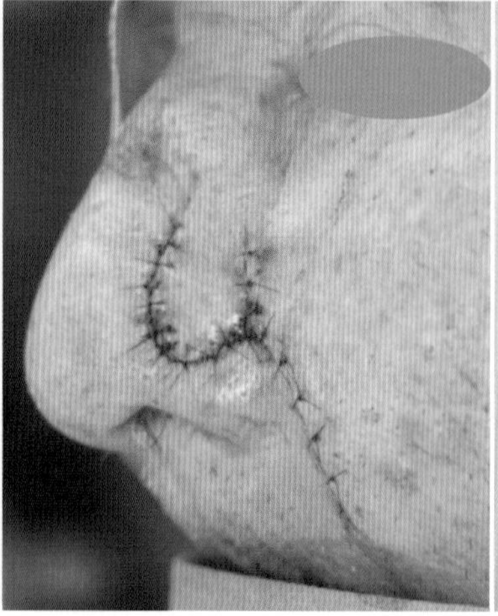
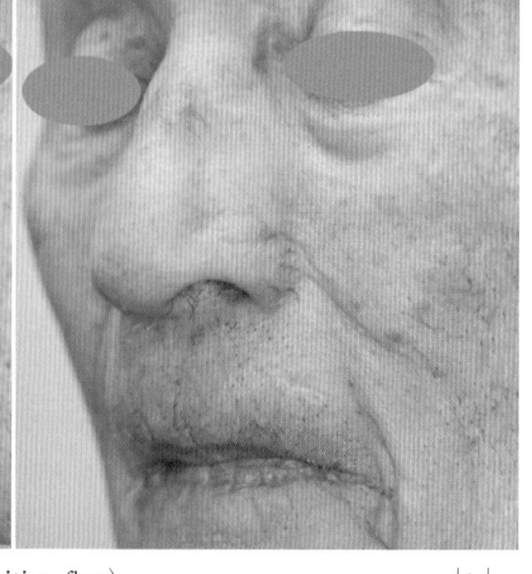

図 14. 症例 11：Nasolabial flap(transposition flap) a|b|c

85 歳，男性．左鼻翼部の基底細胞癌

a：Nasolabial flap のデザイン

b：手術終了時

c：術後 8 か月．瘢痕は比較的目立たないが，donor を縫縮した瘢痕が鼻唇溝に完全には一致していない．

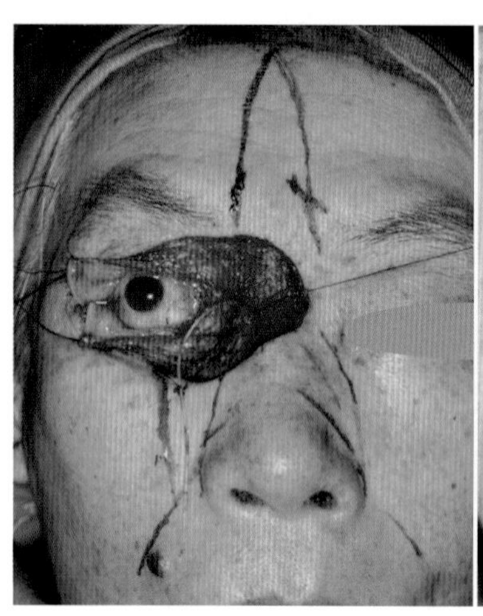
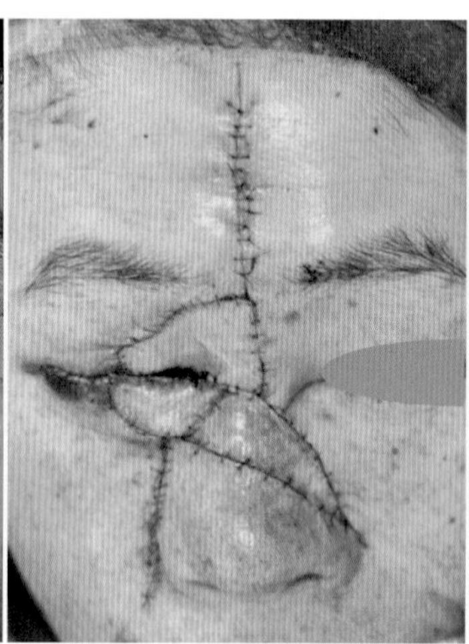
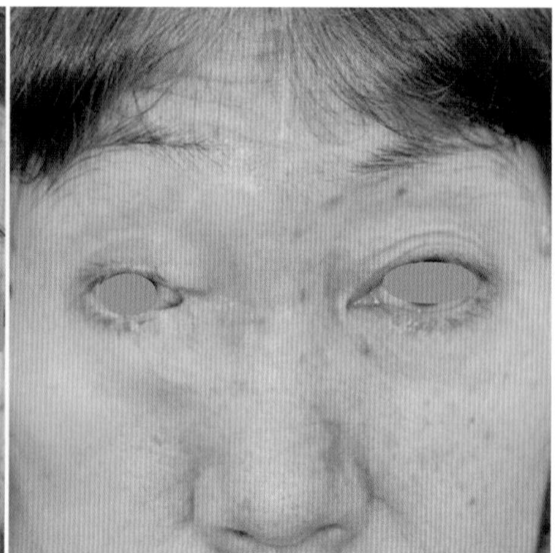

図 15. 症例 12：正中前額皮弁，鼻背動脈皮弁，V-Y advancement flap a|b|c

61 歳，女性．右内眼角部の基底細胞癌

a：鼻根部，右上下眼瞼の欠損に対し，3 つの局所皮弁を組み合わせるデザインとした．

b：内眼角部と鼻根部は正中前額皮弁，下眼瞼前葉は右鼻背動脈を茎とした島状皮弁，鼻背は鼻背左側からの V-Y advancement flap で再建した．上下眼瞼後葉には耳介軟骨移植を行った．

c：術後 9 か月．皮弁の瘢痕は比較的目立たないが，内眼角に瘢痕拘縮が見られる．後に内眼角形成術を行った．

B．横転皮弁(図 14)

鼻唇溝からの transposition flap は，donor が容易に縫縮できるため，皮膚に余裕のない外鼻や白唇部の再建において極めて有用である．茎は上方，下方，皮下茎のいずれでも作成可能であり，鼻背側壁，鼻翼の再建に有用である．

5．傍正中前額皮弁(paramedian forehead flap)(図 15，16)[17]

Color，texture match に優れ，外鼻の広範な欠損の再建に有用である．片側の滑車上動脈を茎として，長い皮弁を挙上することができる．滑車上動脈は眼窩上縁内側から垂直方向に上行するた

a b c
d e
f g h i

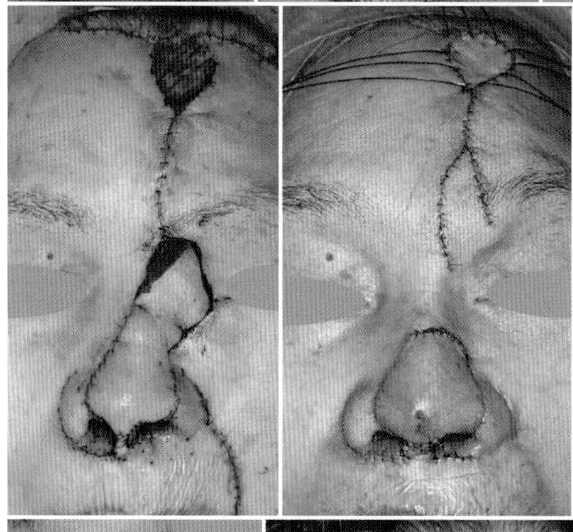

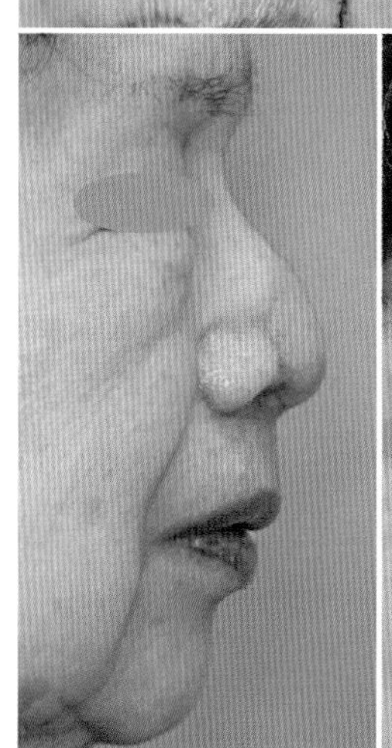
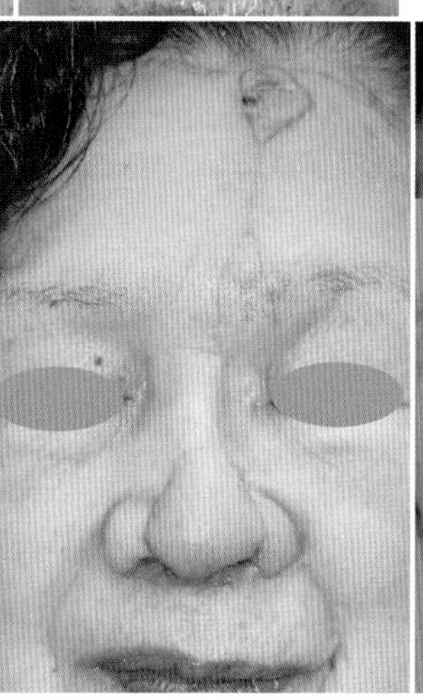
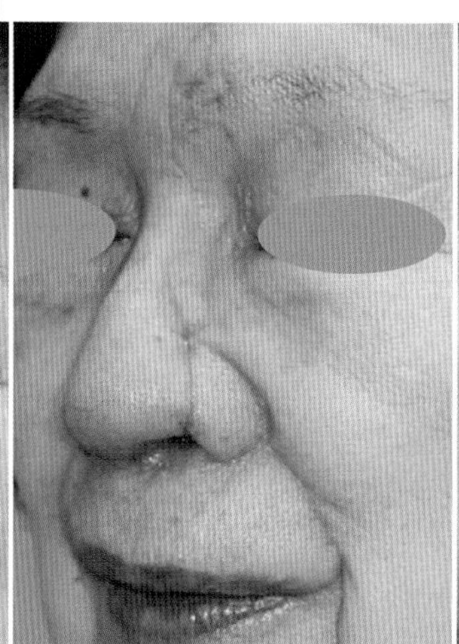
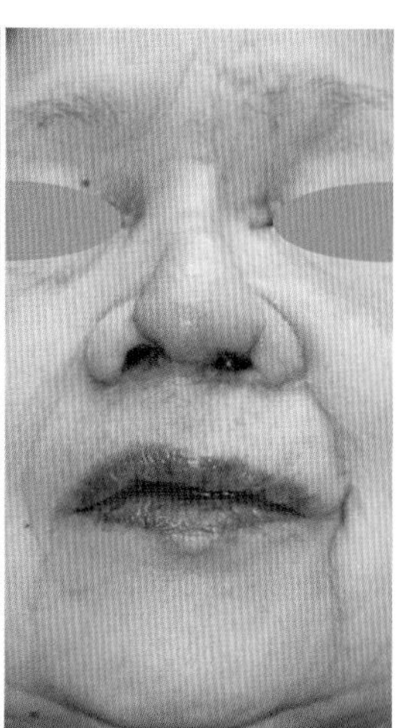

図 16. 症例 13：傍正中前額皮弁，鼻唇溝皮弁(島状皮弁)など

82 歳，女性．鼻部の有棘細胞癌

a：腫瘍切除術を施行．腫瘍は鼻尖を覆い，左鼻腔内に進展していた．

b：再建手術(1 回目)の所見．鼻尖正中から左鼻翼一部の全層欠損，鼻柱の欠損も認める．鼻尖部は傍正中前額皮弁により，左鼻腔粘膜の lining は左鼻唇溝皮弁により，鼻柱は白唇部からの transposition flap により再建するデザインとした．

c：挙上した傍正中前額皮弁. 残った鼻腔粘膜に, 表裏翻転させた鼻唇溝皮弁を縫合したところ

d：再建手術終了時．前額部の donor には人工真皮を貼付した．鼻背～鼻尖，左鼻翼に肋軟骨移植を行っている．

e：14 日後，2 回目の手術を行った．皮弁切離終了時．前額には戻した傍正中前額皮弁の余剰部から採皮し，全層植皮を行った．

f～i：術後 1 か月．まだ瘢痕が赤く硬いが，前額の植皮部や瘢痕は通常は目立たなくなる．

め，皮弁の位置は前額正中から5〜10 mm 外側を中心とする．皮弁の幅は2.5 cm 程度までは縫縮可能である．頭側が閉鎖しきれない場合，人工真皮を貼付する．左右どちら側を茎とするかに決まりはないが，欠損と同側を茎とする場合，距離は近いがねじれが強くなる．つまりその分，皮弁の達し得る距離は短縮するので注意が必要である．また茎が幅広く厚い場合，ねじれが強くなり血行不良の原因となる．

皮弁は末梢側から挙上する．骨膜上で剝離を行えば，出血も少なく容易に挙上できる．滑車上動脈の損傷を避けるため，眼窩上縁から約2 cm 頭側からは骨膜下で剝離する．皮弁挙上後，皮弁遠位部の thinning を行う場合，眼窩上縁から5 cm 以上頭側であれば，滑車上動脈は真皮下血管網に達しているため皮弁を薄くすることができる．茎は術後2〜3週後に切り離す．切離した皮弁裏面の肉芽や瘢痕組織を十分除去し，左右の眉毛の高さを合わせるために近位部を元に戻す．前額に2本縦の創ができるため，皮弁全ては戻さず頭側は縫縮したままの方が整容的に良好である．皮弁の余剰皮膚を donor 最頭側の全層植皮に用いることもできる．

まとめ

代表的な局所皮弁について解説した．個々の症例に最適な皮弁を選択し，正確なデザインを行うためには，日々の診療において機会を逃がさず，局所皮弁の治療経験を積むことが大切である．

参考文献

1) Borges, A. F., Alexander J. E.：Relaxed skin tension lines, Z-plasties on scars, and fusiform excision of lesions. Br J Plast Surg. **15**：242-254, 1962.
2) Kraissl, C. J., et al.：The selection of appropriate lines for elective surgical incisions. Plast Reconstr Surg. **8**(1)：1-28, 1951.
3) 竹内正樹，佐々木健司：顔面における皮膚切開・縫合法の基本手技．頭頸部癌．**34**(3)：293-299, 2008.
4) 小松星児，木股敬裕：顔面皮膚欠損の治療(1)鼻部．形成外科．**57**(3)：273-281，2014.
5) Mustardé, J. C.：Major reconstruction of the eye-lids：functional and aesthetic considerations. Clin Plast Surg. **8**：227-236, 1981.
6) 上田和毅：顔面の代表的局所皮弁―ポイントと作成のコツ―Rotation flap．形成外科．**61**(2)：156-163，2018.
7) Baker, S. R.：Flap classification and design. Local flaps in facial reconstruction(3rd ed). Baker, S. R., ed. 71-107, Elsevier Saunders, Philadelphia, 2014.
8) 濵本有祐，田中嘉雄：【Local flap method】頬部の local flap method．PEPARS．**58**：67-72，2011.
9) Baker, S. R.：Bilobe Flaps. Local flaps in facial reconstruction(3rd ed). Baker, S. R., ed. pp187-209, Elsevier Saunders, Philadelphia, 2014.
10) Burget, G. C.：Aesthetic reconstruction of the nose. Plastic Surgery(2nd ed). Mathes, S. J., ed. pp573-648, Elsevier Saunders, Philadelphia, 2006.
11) 岸邊美幸：Transposition flap．形成外科．**61**(2)：164-173，2018.
12) Limberg, A. A.：Modern trends in plastic surgery：design of local flaps. Mod Trends Plast Surg. **2**：38-61, 1966.
13) 力丸英明，清川兼輔：【Local flap method】口唇の local flap method．PEPARS．**58**：57-66，2011.
14) Johanson, B., et al.：Surgical treatment of non-traumatic lower lip lesions with special reference to the step technique. Scand J Plast Reconstr Surg. **8**：232-240, 1974.
15) 吉村陽子ほか：Fan-shaped flap による下口唇再建．形成外科 ADVANCE シリーズ 1-6 各種局所皮弁による顔面の再建：最近の進歩．172-178，克誠堂出版，2000.
16) Spear, S. L., et al.：A new twist to the nasolabial flap for reconstruction of lateral alar defects. Plast Reconstr Surg. **79**：915-920, 1987.
17) 岡田恵美，大西　清：Paramedian forehead flap．形成外科．**61**(2)：189-194，2018.

PEPARS No.191：43-47, 2022

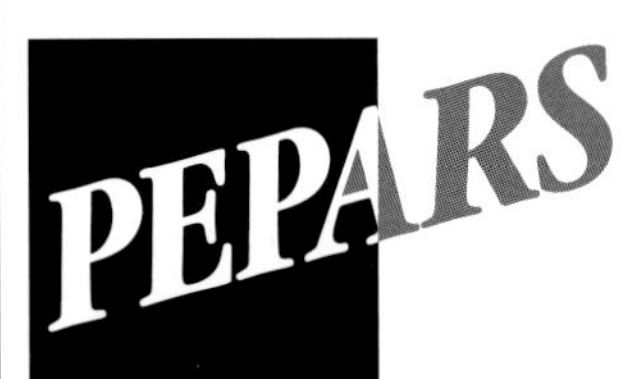

◆特集／こんなマニュアルが欲しかった！形成外科基本マニュアル[2]

唇顎口蓋裂と顔面先天異常

永井史緒[*1]　杠　俊介[*2]

Key Words：口唇裂(cleft lip), 口蓋裂(cleft palate), 唇顎口蓋裂(cleft lip and palate), 手術への準備(preparation for surgery)

Abstract　顔面の先天異常は形成外科領域において大変重要な領域である. しかし, 少子化が進み, 症例が少ないが故に, 若手の先生方にとって身近な手術ではなくなってしまった.

今回, 唇顎口蓋裂, 顔面の先天異常の形成外科基本マニュアルを作成するにあたり, あまりにも範囲が広く, それぞれの疾患が特集でまとめられるような分野であるため, これだけチェックしておけばよいというようなものを作成することは不可能であった. 解剖や手術法については数多くの書籍, 論文が存在するため今回は省略した. よって, 本文を読むだけでは手術方法については全く理解できないだろう. その代わり, 実際に若手の先生方が先輩の唇顎口蓋裂や顔面先天奇形の手術の助手をして, 入院管理をするのに, 術前に書籍や文献から調べておかねばならないこと, 周術期のことで術者に確認するべきことは何かを知るヒントになるようなチェック項目を挙げたので, 参考にしていただきたい.

はじめに

唇顎口蓋裂, 顔面の先天異常は形成外科領域において大変重要な領域である. しかし, 少子化が進み, 疾患によっては特殊な分野になりつつある. そして, 症例が少ないが故に, 手術方法は施設により様々で全国的に標準化されているとは言い難い.

教科書でも大きな項目として取り上げられるし[1)~3)], 雑誌で1疾患が特集されるような大きな分野であるため, 術前に何を勉強し準備すればよいのかのチェック項目を挙げてみたので, 参考にしていただきたい.

*1 Fumio NAGAI, 〒390-8621　松本市旭3-1-1　信州大学医学部形成再建外科学教室, 助教

*2 Shunsuke YUZURIHA, 同, 教授

唇顎口蓋裂

1. 分類と解剖

先天異常の疾患を勉強するのに, 最初に勉強してほしいのは正常構造である[4)~7)]. そして, 各名称を確認してほしい. 術中に何処のことを指しているのかわからないと手術にまったくついていくことができない. 口唇裂は表層の名称, 筋群の走行と名称を確認してほしい. 口蓋裂では筋肉の正常構造および口蓋裂の構造の理解は必須である. 形成外科の教科書でも正常構造の名称が記述されている[1)~3)]. 顎裂は正常の鼻腔, 口腔と骨の関係を骨模型で視ておくとよいが, 顎裂の解剖は立体的な理解が必要であり, 実際に手術を観ても難しいだろう. 上下顎の骨切りでは, 解剖に加え, 咬合の分類, セファログラムの知識が必要である.

次に発生学[8)]である. 発生に基づいて疾患が分類されているためである, 口唇口蓋は, 口蓋の切歯孔を中心に3つの異なる突起, すなわち正中前方から前頭鼻隆起からの内側鼻隆起と, 左右後方

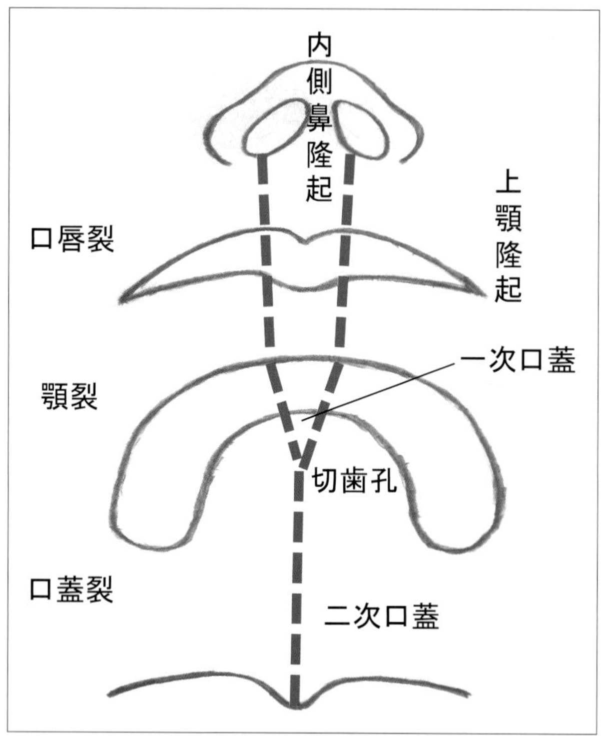

図 1. 口唇口蓋の発生と分類

から第1鰓弓の上顎突起によって形成される．口蓋は口唇と同じ発生源である一次口蓋と二次口蓋から成る．裂はそれぞれの間に生じ，一次口蓋の裂である唇顎裂，二次口蓋の裂である口蓋裂，その両方の裂である唇顎口蓋裂と考えると理解しやすい(図1)．それに，右・左・両側と，裂が完全か不全かという分類を加味する．またごく軽度の痕跡裂も存在し，口蓋裂では粘膜下口蓋裂となる．左完全唇顎口蓋裂，両側不全唇顎裂などと表現する．

2．手　術

口唇裂に対しては初回口唇裂形成術，就学前修正術，成長後の最終修正術がある．外鼻については施設によって様々である．口蓋裂は口蓋裂形成術，就学前に鼻咽腔閉鎖不全の評価をし，適宜治療(咽頭弁，肋軟骨・脂肪移植)が追加される．また口蓋瘻孔が生じた場合は本格的な矯正の前に耳介軟骨移植，舌弁などで閉鎖した方がよい．口蓋裂手術時には滲出性中耳炎，鼻咽腔閉鎖機能について耳鼻咽喉科との評価，治療が必要である．顎裂への骨移植術は二次的に就学前～10歳前後に施行されるが，口唇裂と同時，あるいは全て一期的に行う施設もある．大きな治療の流れに差はないが，手術法は施設によって様々であり，時期は術前矯正の有無や一期的手術かなどが影響している[9)10)]．

矯正歯科医との連携は初回唇裂形成術前に術前矯正をする施設としない施設で開始時期は異なるが，成長するまで必要であり，咬合および審美的に骨切り術が必要かを一緒に判断する．

3．手術の準備

A．挿管方法，体位

事前に術者に具体的に確認する．挿管チューブは通常のものに加えて，RAE チューブ(経口用，経鼻用がある)，スパイラルチューブを選択，口角固定か正中固定かも指定する．当教室では，顔面の特に左右差を意識する手術は基本的には経口 RAE チューブを下顎正中に固定する(口唇，外鼻形成術)．初回口唇裂形成術は歯肉に針糸固定をして，テープで補強している．ディングマン開口器を使用する時も経口 RAE チューブが多いが，通常のチューブでも可能である(口蓋裂形成術，顎裂骨移植術，鼻咽腔閉鎖不全の手術)．通常のチューブを使用する場合は開口器によりチューブの折れ曲がりが起きやすく注意が必要である．骨切りは経鼻挿管で，経鼻 RAE チューブかスパイラルチューブとなる．当教室では経鼻挿管は鼻中隔軟骨に針糸固定をするが，鼻孔縁の褥瘡，鼻中隔穿孔を生じないように工夫が必要である．手術中助手はチューブを気にかけてほしい．舌弁，口唇交叉皮弁は経口 RAE チューブか経鼻挿管となる．舌弁，口唇交叉皮弁の切り離し手術はそのままでは挿管できないので，挿管前に局麻下に皮弁を切り離してから挿管する．体位は鼻腔，口腔の手術は懸垂頭位の施設が多いが，必ず術者に確認する．その際にドナーの採取部位を確認し，ベッドを回転する，麻酔器を移動するなど病院それぞれの方針に従いつつ，良好な術野を確保できるよう準備する．懸垂の角度が強い場合には，環軸椎亜脱臼がないか頸椎のチェックを術前にしておいた方がよい．

表 1. 維持輸液の計算式

体重(kg)	1日必要量(ml/日)	時間輸液量(ml/時)
<10 kg	100 ml×X	4×X ml/時
10～20 kg	1,000+50 ml×(X−10)	40+2×(X−10)ml/時
20 kg<	1,500+20 ml×(X−20)	60+1×(X−20)ml/時

X；体重(kg)
電解質必要量：水分 100 ml あたり，Na；3 mEq　K；2 mEq

B．手術道具，持込器材の確認

手術道具が不足なく準備されているかにより手術がスムーズに進むかが決まるので，慣れない手術は必ず術者に確認する．道具がセット化されているであろうが，意識した方がよいことは術野の清潔度が異なる場合に，道具を分けなければならない，つまりセットを2つ用意しなければならない．例えば顎裂骨移植の口腔内用のセットと，腸骨採取のセットは混同してはならない．ドナー側が清潔なので，口腔側の道具を腸骨に入れてはならないし，口腔側で操作した手袋のまま腸骨の術野を触ってはならない(腸骨側から口腔側はOKである)．

持ち込み器材としては，骨切りの際のプレート，人工真皮，術後のドレッシング材など術中に使用するものの確認は必須である．更に術後経鼻移管を使用する場合に小児用のものは手術室に常備していないことがあり，事前に確認しておくことをお勧めする．最近は経静脈用と経管用のシリンジを混同しないように，アトムチューブ(経静脈用シリンジが使用できる)を推奨しない施設が増えており，その際チューブとともに専用シリンジを準備できるとよい(手術室には大人用 50 ml シリンジしかない恐れがある)．医療安全の面から経鼻移管の確認は単純X線画像，pHによる確認など施設の基準に従うべきであり，X線画像で視認できる胃管にする必要がある．

これは術者がやるべきことであるが，骨切りでは矯正歯科医からの歯型模型やバイトスプリントが持ち込まれる．

C．抗生剤，輸血の確認

口腔内手術時の抗生剤を体表手術のものと変更する術者はいるだろうから，確認してほしい．特に齲歯がある場合，移植術の場合は感染に注意して経過観察をする．また，特に口蓋裂児に多いが心疾患を合併していると，感染性心内膜炎予防の抗生剤投与が必要な場合があり，必ず事前に小児科あるいは小児循環器科の担当医に周術期の管理も含めて確認する．骨切り術の場合は輸血を準備する．自己血を予め準備している施設が多いだろう．自己血は事前に外来で採取し，使用期限があるため術者が準備しているはずだが，各種検査，オーダーは確認しよう．

4．術後管理

A．術後の補液(小児の点滴量)

手術中の輸液は維持輸液に加えて，術前脱水，サードスペースへの移行，出血，麻酔による血管拡張などに対する補液が行われる[11]．侵襲の小さな口腔に関与しない部位の手術では，術後の経口投与が比較的早く開始されるため，飲水摂取が順調であれば術後の補液はあまり継続する必要はない．しかし，唇顎口蓋裂の手術はたとえ飲水許可が早くても，口腔内に出血がわずかでもあれば，「血の味がする」と小児は飲水を嫌がることがある．長時間の手術では術前の絶飲食分の補液は麻酔科医が補正しているはずであるが，口蓋裂，骨切りの手術は術後浮腫防止のため補液を必要最小限に管理している場合があるので，術中の inout の確認は必須である．小児科研修を経験した先生は脱水の補正としての補液について身に付いていると思うが，ここでは簡単に維持輸液について触れておきたい．Holiday と Segar の年齢月の水分と電解質の必要量に基づいている(表1)．術後の開始液はソルデム1あるいは細胞外液型輸液が多いであろうが，ソルデム1が使われることが多いのは5%ブドウ糖含有の補液だと小児には高血糖になる患者がいる可能性があり，それが考慮されて2.5%ブドウ糖含有であるからかもしれない．

B．栄　養

栄養，水分摂取ともに経口が推奨されているので，麻酔科医の指示を確認しつつ，食事再開することが好ましい．それでも，唇顎口蓋裂の術後はすぐに常食といかないことが多い．当院では，唇裂初回手術，口蓋裂，骨切り術，舌弁，口唇交叉皮弁ではNGチューブを挿入している．その後の経口摂取，顎裂骨移植の経口摂取については術者と相談が必要だが，管理栄養士，看護師との協力が必須である．舌弁・口唇交叉皮弁は意外に経口から飲む，そしてゼリー摂取が可能になる子もいるので，咽頭の経鼻胃管が気持ち悪くどうにもならない場合に勇気を持って抜いてしまうのも1つだと思う．そして，退院後の食事についてもよく本人と家族へ説明が必要となる．

C．安静，清潔など

腸骨移植をした場合，当教室では採取部の安静のために術後数日，車椅子を使用している．清潔は入浴についても指示が不可欠であるが，一番気を付けるべきは，歯磨きについてである．うがい，ウォーターピック，小児用の小さい歯ブラシなどを上手に利用してもらう．その他，NGチューブが抜けないように，おしゃぶりをしないように，抑制帯が必要な場合(病棟に準備があると思うが)，抑制の同意書を取得しておかねばならない．幼児の抑制帯は肘関節を固定するようになっており，肘関節屈側がしっかり固定されているか確認する．

顔面の先天異常

正常構造および疾患の解剖をしっかり理解すると，手術法が理解しやすくなる．解剖学のイラストのアトラスがよいが，さらにキャダバーの写真があるとわかりやすい[7]．

1．眼瞼の先天異常

眼瞼の手術は少しだけ懸垂頭位にすると手術しやすい．この領域では術後のドレッシングの確認をしておきたい．当教室ではクリア眼帯を使用している．術直後の麻酔剤による興奮状態では，無意識に眼に手がいってしまうので，術前聞き分けのよい子も覚醒までは使用しておいた方がよい．

2．耳介の先天異常

体位を取った時に対側の耳の除圧の確認，事前の頚部脊椎のチェックが好ましい．小耳症はドナー採取部位の左右確認とそれに伴うベッドの配置の確認をしておく．小耳症の肋軟骨移植では対側耳の模型，軟骨フレームのフィルムパターンを術者が持ち込むが，一度でよいのでその作成に立ち会った方がよい．事前に患者にマーキングをする場合も一度みておくとよい．手術器具としては，軟骨フレーム作成用の彫刻刀，針糸・ワイヤーの確認は必須となる．術後の耳のドレッシングも確認が必要である．当教室では装具屋で作製したオリジナルの耳カバーを入院時に購入してもらい，さらにレストンスポンジ®を使用している．

3．口唇外鼻の先天異常

唇顎口蓋裂以外に顔面裂としてTessierの分類も存在する．

まとめ

手術の前に勉強しておいた方がよいことは正常の解剖，疾患の解剖，手術方法である．これは教科書，解剖アトラスで勉強するが，最近は雑誌でも特集でひとまとめになっている．最初はまず解剖の理解から始めていただくことをお勧めする．そうすることで手術法の理解が深まるだろう．

手術前に確認することは，挿管方法・体位，手術道具，持込器具・器材，抗生剤・輸血などの準備である．そして，術後管理として補液管理を含めた栄養，清潔安静，既往症への対応あたりではないか．特に，小児では手術部位の安静・管理のために装具などの使用が必要となる．

必要な知識を身に付けた上で，患者に関わる医療チームの一員として治療に参加し，チームから，そして患者から実際に得た経験は医師としての財産となるので，沢山蓄えていただきたい．

参考文献

1) Ⅱ 先天性疾患．標準形成外科 第7版．平林慎一監．p80-111，医学書院，2019．

2) 各論Ⅰ先天性疾患 1頭頚部．TEXT形成外科 改訂3版．波利井清紀監．p171-213，南山堂，2017．

1)2)の Summary 簡潔にそれぞれの疾患の解剖，発生，手術についてまとめてある教科書．

3) 形成外科治療手技全書Ⅳ 先天異常．波利井清紀ほか監．p1-196，克誠堂出版，2020．

Summary 1冊全て先天異常についてまとめられている．発生から解剖まで写真が多く用いられている．

4) 坂井建雄ほか監訳：プロメテウス解剖学カラーアトラス 頭部／神経解剖．医学書院，2009．

5) Radlanski, R. J.ほか著，下郷和雄ほか訳：グラフィックス臨床解剖図譜 フェイス．クインテッセンス出版，2013．

6) Norton, N. S. 著，前田健康訳：ネッター頭頚部・口腔顎顔面の臨床解剖学アトラス．医歯薬出版，2018．

4)5)6)の Summary 解剖のイラストアトラス．1冊は持っておくとよい．

7) Rohen, J. W. 著，横地千仭訳：解剖学カラーアトラス，医学書院，2016．

Summary キャダバーによる解剖アトラス．手術前にイラストと一緒に見るとさらにわかりやすい．

8) 安田峯生ほか訳：ラングマン人体発生学．メディカルサイエンスインターナショナル，2016．

Summary 顔面の発生については顔面の先天異常について理解するのに一度読んでおくべきである．

9) 【特集：口唇口蓋裂治療―長期的経過を見据えた初回手術とプランニング―】．PEPARS．**186**：1-90，2022．

Summary 初回唇裂手術，初回口蓋裂手術，口唇裂口蓋裂一期的手術について第一線で治療している10人の先生方がその後の長期的戦略と手術法について述べている．

10) 【特集：口唇口蓋裂の周術期管理】．形成外科．**64**：885-946，2021．

Summary 口唇裂，口蓋裂，顎裂骨移植，咽頭弁，口唇裂修正，顎矯正のそれぞれの手術の周術期の実際の管理について8人の先生方が述べている．

11) 鈴木康之：小児外科手術の周術期の輸液．すぐに使える小児輸液実践ハンドブック．金子一成編著．p13-19，中外医学社，2012．

Summary 小児の輸液についての1冊で，周術期管理についてもまとめられている．

PEPARS No.191：48-59, 2022

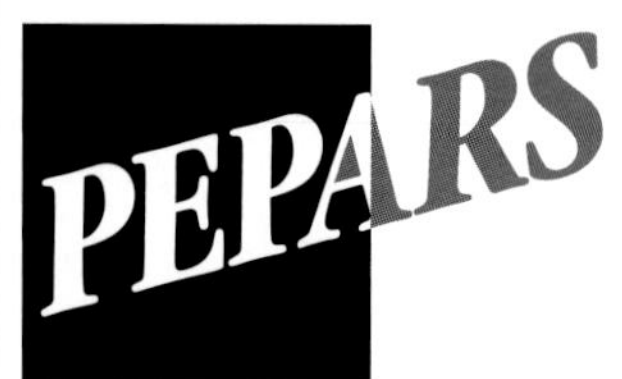

◆特集／こんなマニュアルが欲しかった！形成外科基本マニュアル[2]

顔面の皮膚悪性腫瘍に対する術前・術中・術後マニュアル

諏訪健志[*1]　林　礼人[*2]

Key Words：基底細胞癌(basal cell carcinoma), 有棘細胞癌(squamous cell carcinoma), 悪性黒色腫(malignant melanoma), Unit 原理(Unit principle), 皮膚悪性腫瘍(skin cancer)

Abstract　皮膚悪性腫瘍に対する治療は形成外科の分野において最も重要な分野の１つとも考えられる．顔面に生じた悪性腫瘍については，その診断や切除，再建に至るまで質の高い治療を提供していくことが不可欠である．

皮膚悪性腫瘍の切除は，腫瘍性状や発生部位に応じた検討は必須で，個々の症例に応じて再建法も異なる．再建法はUnit原理を背景にした術式選択が基本となるが，眼瞼や口唇といった遊離縁を有する部位では，その部位特有の再建法の選択も必要になる．

今回は，顔面に生じる基底細胞癌や有棘細胞癌，悪性黒色腫といった代表的皮膚悪性腫瘍について，それぞれの診断法や術前検査，切除法や再建，術後の留意点など，術前・術中・術後の３つの観点からまとめた．

はじめに

皮膚悪性腫瘍に対する治療は形成外科において最も重要な分野の１つとも考えられる．顔面に生じた悪性腫瘍については，その診断や切除，再建に至るまで質の高い治療を提供することが不可欠である．

今回は，顔面に生じる基底細胞癌や有棘細胞癌，悪性黒色腫といった代表的皮膚悪性腫瘍について，それぞれの診断法や術前検査，切除法や再建，術後の留意点など，術前・術中・術後の３つの観点からまとめ報告する．

[*1] Kenji SUWA, 〒279-0022　浦安市富岡 2-1-1　順天堂大学医学部附属浦安病院形成外科・再建外科

[*2] Ayato HAYASHI, 〒236-0004　横浜市金沢区福浦 3-9　横浜市立大学医学部形成外科, 主任教授

基底細胞癌

1．術　前

基底細胞癌は臨床型により，結節潰瘍型，瘢痕扁平型，表在型，斑状強皮症型(morphea type)，破壊型，Pinkus 型などに分けられ，なかでも鼻部や眼瞼，上口唇といった顔面に好発する．結節型は色素性母斑や脂漏性角化症との鑑別を要し(図1-a)，表在型はBowen 病との鑑別，斑状強皮症型は瘢痕との区別が必要となる[1)]．とりわけ斑状強皮症型(morphea type)については，頻度は2%と少ないものの[2)]，そのほとんどは顔面に生じ，真皮深層や皮下脂肪織など下方を中心とした周囲への強い浸潤傾向を有するため，十分な注意が必要である[3)](図1-b)．

基底細胞癌の診断は臨床所見の視診，触診に加え，ダーモスコピーによる補助診断が非常に有用である．２段階診断法が国際基準とされ，pigment network の欠如を第１段階とし，第２段階として次の７項目のいずれかを満たせば基底細胞癌と診断できる(図1-c)．

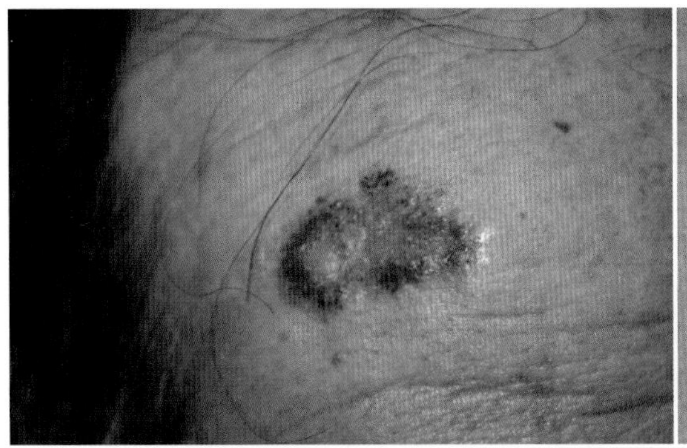
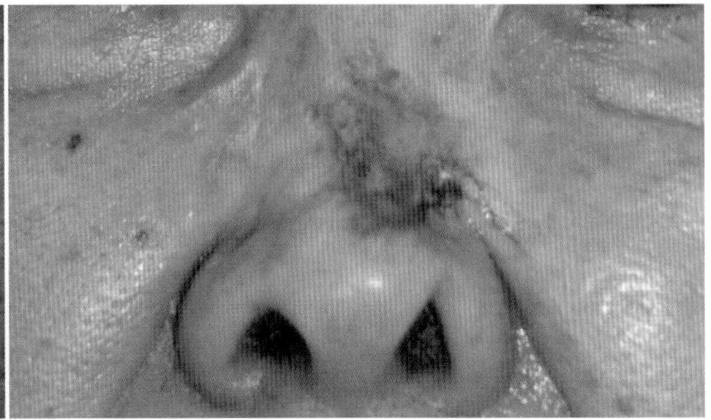
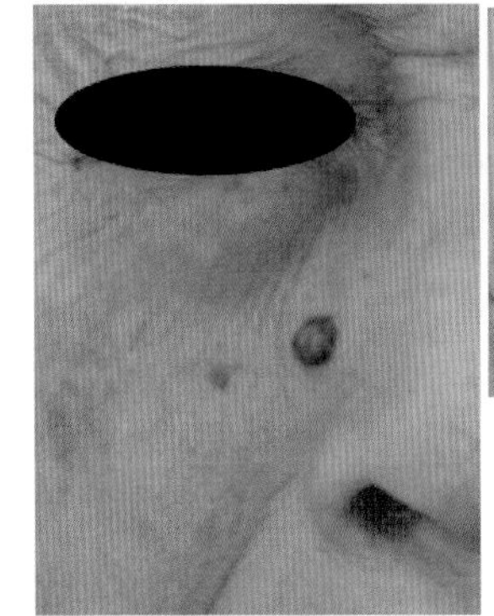
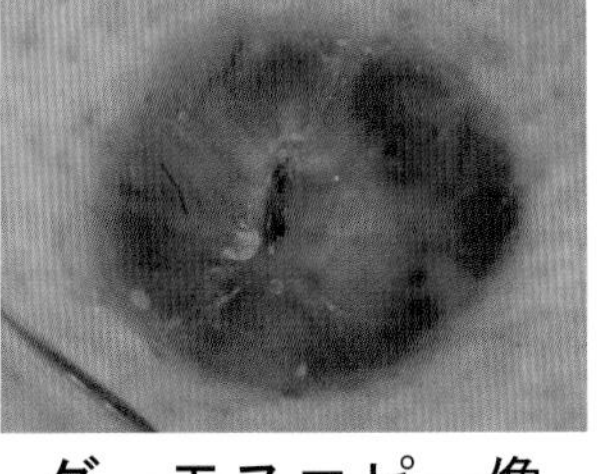

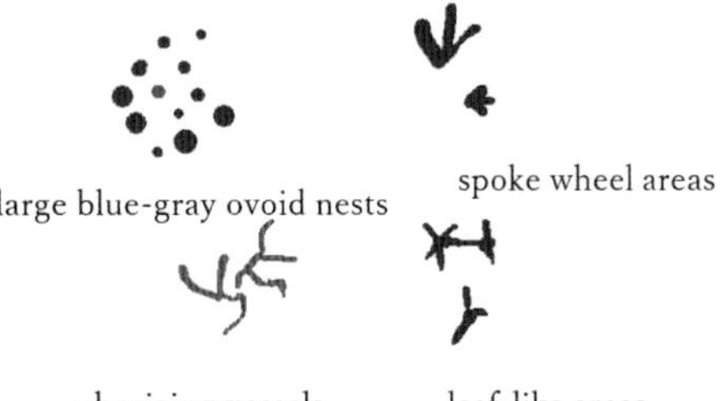

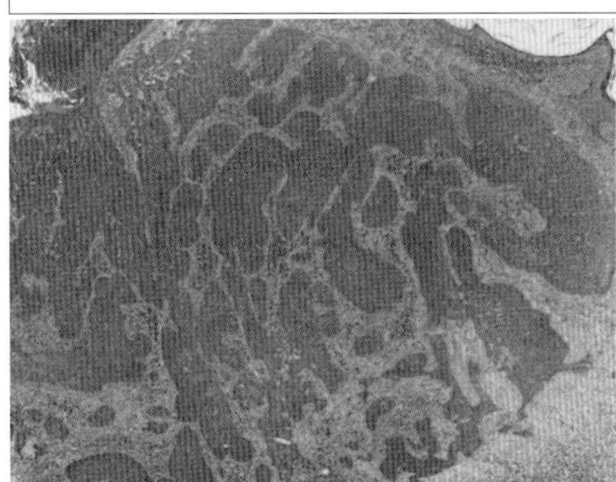

a | b
c
d

図 1.
基底細胞癌の臨床像
a：結節潰瘍型
b：斑状強皮症型
c：基底細胞癌のダーモスコピー像
d：結節潰瘍型の病理像．腫瘍細胞は大小様々な胞巣を形成している．
(文献13より引用)

① (maple)leaf like areas(葉状領域)
② spoke wheel areas(車軸状領域)
③ large blue-gray ovoid nests(大型青灰色卵円形胞巣)
④ multiple blue-gray globules(多発性青灰色小球)
⑤ arborizing vessels(不規則に分岐する樹枝状血管)
⑥ ulceration(潰瘍)
⑦ shiny white area(光輝性白色領域)

2段階診断法の有用性は非常に高く，感度97%，特異度92%とされるが，ダーモスコピーでの診断が困難な場合には組織生検を行って診断を確定することが勧められる．また，斑状強皮症型(morphea type)など浸潤性の高い病変が疑われ組織型の評価を有する場合や境界が不明瞭な場合などには組織生検を行うべきである(図1-d)．

2．術　中

切除マージンは低リスク部位と高リスク部位に分けて考慮される．本邦ガイドラインでは，低リスク部位は4 mm，高リスク部位では5〜10 mmを確保し，術中迅速診断や二期的手術が推奨される(表1)が，日本人に発症する基底細胞癌は有色素性であることが多いため，境界明瞭な低リスク部位では2〜3 mmと縮小した水平マージンでも断端陰性を確保できる可能性が高い[4]．皮膚の色調に僅かな変化が確認できる部位や隆起を認める部位についても，病変部として扱いマージンを設

表 1. 本邦ガイドラインにおける原発巣の推奨側方マージン

基底細胞癌	低リスク部位：4 mm 高リスク部位：5～10 mm (ただし，境界明瞭な結節性病変では 3 mm で十分な場合も多い)
有棘細胞癌	低リスク群：4～6 mm 高リスク群：6～10 mm
悪性黒色腫	*in situ*　　　　　　　　　　　：3～5 mm Tumor thickness (TT) ≦1 mm：10 mm TT　1.01～2 mm：10～20 mm TT　≧2.01 mm　：20 mm

低リスク部位は頬・額・頭部・頸部で 10 mm 未満，高分化，厚さ 6 mm 以下で皮下脂肪・神経・脈管に浸潤しないものとされ，頬と額を除いた顔面のマスクエリア(顔面中央，眼瞼，鼻口，顎，耳介周囲)は高リスク部位となる．

有棘細胞癌では放射線皮膚炎や慢性炎症といった前駆病変のある場合や急速増大例，再発例などは高リスク群となり，中～低分化や腫瘍厚が 2 mm 以上，神経・脈管浸潤を伴うものも高リスク群となる．

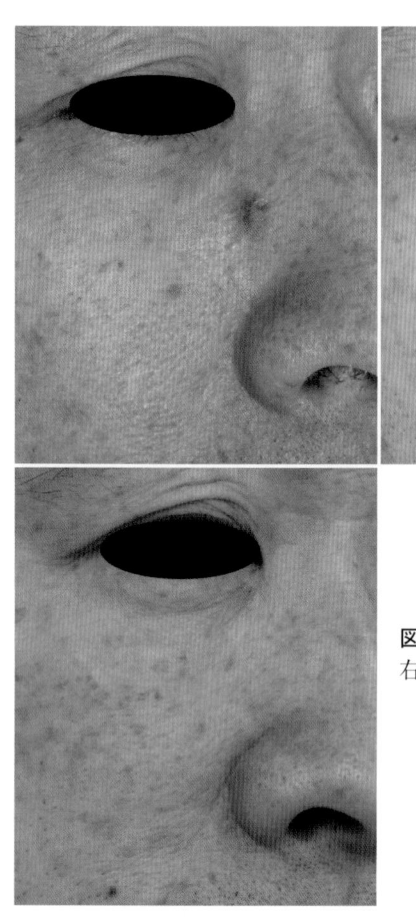
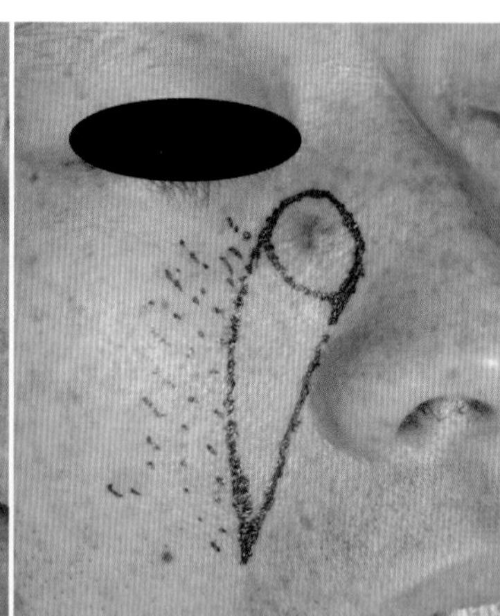
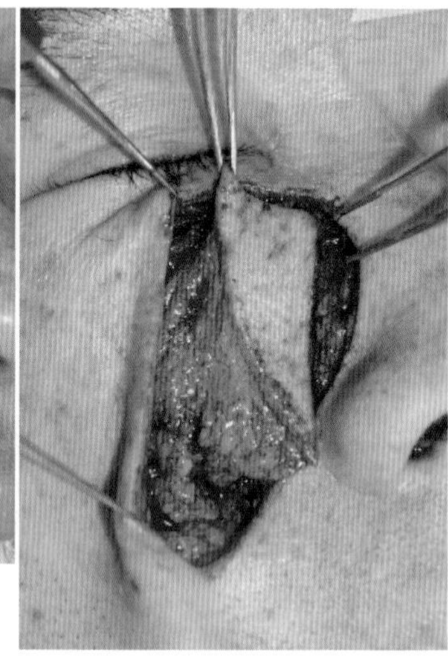

a | b | c
d

図 2.
右鼻部基底細胞癌．V-Y 前進皮弁による再建
a：術前の所見
b：術前のデザイン．3 mm の切除マージンを確保し V-Y 前進皮弁での再建を行った．
c：皮弁挙上時
d：術後 10 か月の所見．皮弁は馴染み，整容的にも高い満足度を得ている．

定しているが，断端に不安な要素がある場合には積極的に人工真皮を用い，永久標本での断端確認を行う(図 2)．

ただし，斑状強皮症型(morphea type)や微小結節型については，皮下や周囲への浸潤傾向が強く，筋層や骨膜に達したり，神経に沿った浸潤を認める場合がある[5]．そこで，神経に沿った skip invasion の可能性も含め，三叉神経や顔面神経の解剖学的位置を考慮した組織学的検討を永久標本で行い，必要に応じた追加切除または放射線療法の併用を検討の上，再建に望むことも必要になる[6]．

3．術　後

基底細胞癌は遠隔転移や所属リンパ節転移を生じることは稀であり，病理学的な切除断端非近接例での再発率も 0.48%と少ない．一方，切除断端近接例の再発率は 7.77%と高く，特に局所浸潤性の強い斑状強皮症型などでは注意を要する．経過観察は臨床的な視診，触診が中心となるが，術後 5 年間は 6～12 か月おきの診察を継続することが望ましい．

表 2. 有棘細胞癌の前駆病変

第 1 群(局所的な準備状態)
熱傷瘢痕，慢性放射線皮膚炎，慢性膿皮症，慢性瘻孔，尋常性狼瘡，慢性円板状紅斑狼瘡，下腿潰瘍，粉瘤，温熱性紅斑，栄養障害型先天性表皮水疱症，脂肪性類壊死症 持久性隆起性紅斑，硬化萎縮性苔癬，扁平苔癬，褥瘡
第 2 群(SCC *in situ* ないし早期病変)
Bowen 病，日光角化症，放射線角化症，温熱性角化症，瘢痕角化症，紅色肥厚症，白板症，砒素角化症
第 3 群(SCC を生じやすい全身性病変)
色素性乾皮症，疣贅状表皮発育異常症，Werner 症候群，慢性砒素中毒，臓器移植患者，AIDS

有棘細胞癌

1．術　前

有棘細胞癌は高齢者の顔，額，頭皮，耳介，手背などの日光曝露部に好発し，紫外線が最も大きな発症要因とされる[7]．紅色調～常色の，表面に角質を付着した軽度隆起する斑状病変，あるいは隆起性結節という臨床像が一般的だが，しばしば表面にびらんや潰瘍を生じ，壊死組織を付着したり，カリフラワー状の外観を呈し，独特の悪臭をきたす．

前駆病変として，熱傷瘢痕や慢性放射線皮膚炎といった局所の準備状態や，日光角化症などの SCC *in situ* としての早期病変，さらに色素性乾皮症といった全身性疾患の 3 群が知られ(表 2)，診断や治療方針の決定に重要な所見になる[8]．

病理組織所見では，核異型性のある有棘細胞様細胞が充実性腫瘍巣を形成して周囲に浸潤していく像を認め，腫瘍細胞には核分裂像や個細胞角化，癌真珠の形成などを認める(図 3-b)．低分化な腫瘍では，癌真珠が目立たず，個細胞角化のみとなる場合もあるが，分化度や腫瘍厚，神経・脈管浸潤などが悪性度に関連するため，十分な検討を要する．

画像検査については，骨や深部の軟部組織，神経やリンパ節浸潤が疑われるものには MRI，骨浸潤の疑われるものでは CT が推奨されるが，すべての症例に対し画一的に行う必要はない．慎重な病歴聴取と理学的検査が優先されるが，長径 2 cm を超える病変ではセンチネルリンパ節生検の適応となるため，高周波超音波検査の併用も検討する．遠隔転移の検索は，すでに所属リンパ節転移が明らかな患者については，所属リンパ節領域の根治的手術の適応を決めるために必要で造影 CT 検査が推奨されるが，予後の改善にどの程度寄与するかは不明とされる．

2．術　中

原発巣の切除マージンについては，低リスク群は 4～6 mm，それ以外の高リスク群は 6～10 mm の水平マージンが推奨される(表 1)．

放射線皮膚炎や慢性炎症といった前駆病変のある場合や急速増大例，再発例などは高リスク群となり，腫瘍性状のみならず，腫瘍の背景も考慮した前駆病変の合併切除も検討する(前駆病変については *in situ* 病変でなければ，マージンを付ける必要はない)．

深部マージンについては，病変の可動性などを考慮し，MRI などの画像評価をしっかりと行った上で，十分な切除を行う．特にバリアとなる深筋膜や骨膜への浸潤が疑われるような境界が不明瞭な病変では，永久標本での確認を踏まえた二期再建を考慮する．

また，長径 2 cm を超える有棘細胞癌では，センチネルリンパ節生検の施行を検討する．

A．再　建

有棘細胞癌は頭頸部に最も多く発症し，自由縁をもった特徴的な構造を有する部位も多い．露出部でもあるため，皮膚の厚さ，色調，texture match，形態を考慮した整容的な再建も必要になる．リンパ行性転移を生じ得るが，悪性黒色腫に比べ頻度は少ないため，リンパ流を考慮した再建手技の選択にとらわれすぎる必要もないと考えて

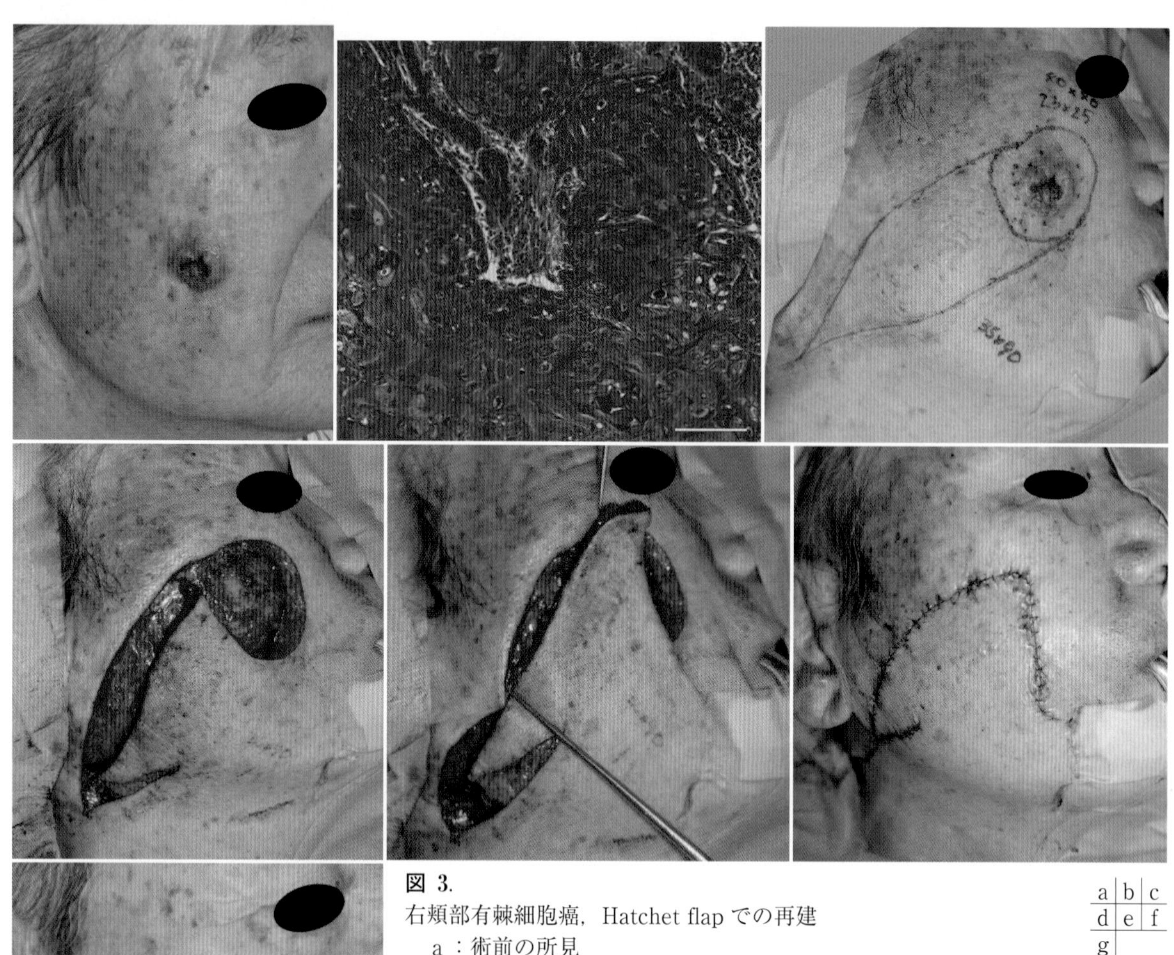

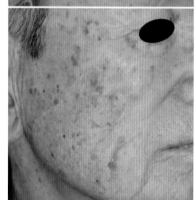

図 3.
右頬部有棘細胞癌，Hatchet flap での再建

a：術前の所見

b：病理像．異型性のあるケラチノサイトが浸潤性に増殖し，角化傾向を認める．

c：6 mm の切除マージンを確保し V-Y 前進皮弁での再建を予定

d：頭側の皮膚切開を行い，皮弁の移動量を確認

e，f：頬部の整容を考慮し，VY 皮弁の尾側切開を回避して Hatchet flap での再建へ切り替えた．

g：術後 1 年 8 か月の所見．再発転移を認めず，整容的にも良好な結果を得ている．

a	b	c
d	e	f
g		

いる．そのため，顔面においては，特に自由縁を有する部位では局所皮弁の適応を考慮する．ただし，高齢者に生じたり，比較的大きな病変になることも多いため，植皮が望ましい場合もあり，全身状態や侵襲とのバランスを考慮し，採皮部も含めた総合的な検討を行っていく(図 3-a，c～g)．

3．術　後

術後補助療法には放射線療法が有効とされ，切除断端陽性または近接例，骨や神経への浸潤例，再発例に適応される．薬物療法については，シスプラチンを中心とした化学療法が遠隔転移例で行われることもあるが，有効性はそれ程高くないとされ，免疫チェックポイント阻害剤の有効性も検討されている．

術後経過観察については，局所再発と遠隔転移の 95％は治療後 5 年以内に生じ得るとされ，特に高リスク群においては原発巣と所属リンパ節を視診と触診にて丁寧に診察し，必要に応じ画像精査を加えながら，再発と転移の有無をチェックしていく．

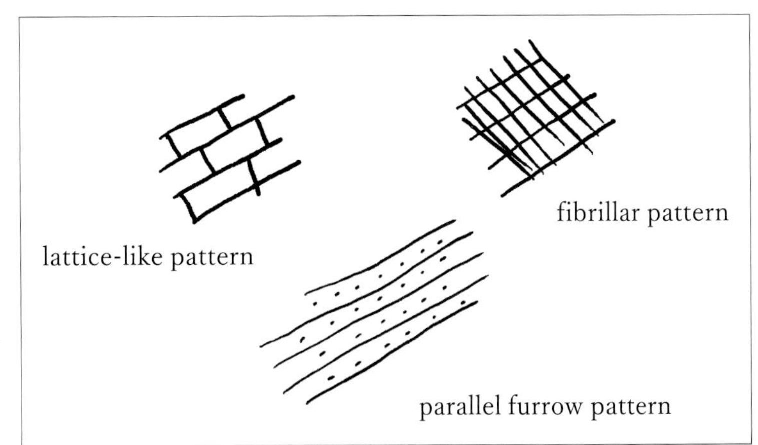

図 4.
ダーモスコピーにおける良性パターン
(文献9より引用)

a | b
c

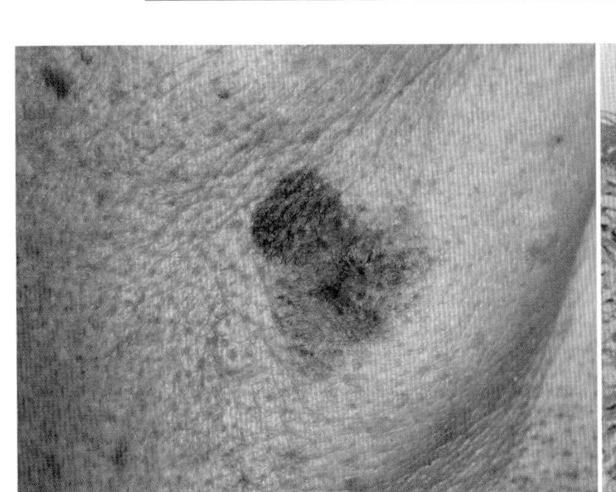

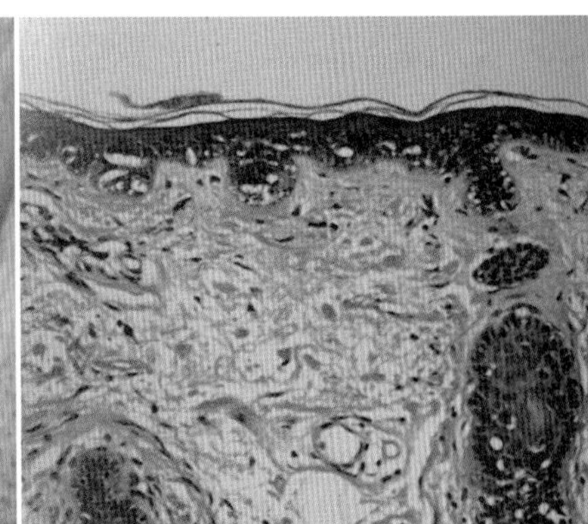

図 5.
悪性黒色腫の臨床像と病理像
a：悪性黒色腫(悪性黒子型)の臨床像．辺縁不整で非対称性な濃淡のある黒色斑を呈する．
b：悪性黒色腫の病理組織像：表皮内基底層に異型メラノサイトの増殖を認める．
c：悪性黒色腫のダーモスコピー像：asymmetric pigmented follicular openings(青矢印)や rhomboidal structures(緑矢印)，annular-granular structures(赤矢印)などで形成される atypical pseudonetwork を呈する．
(a，c は文献 14 より引用，b は文献 15 より引用)

悪性黒色腫

1．術　前

メラノーマの臨床的特徴は古くから ABCDE ルール(Asymmetry，Border of irregularities，Color variegation, Diameter greater than 6 mm，Evolution)として知られている．色素細胞母斑とメラノーマの鑑別において，病変の全体的な印象や経過が重要になるが，ダーモスコピー検査は色素性疾患の診断に欠かせない検査となっている．特に日本人では，末端黒子型黒色腫がその多くを占めるが，parallel furrow pattern や fibrillar pattern，lattice-like pattern といった良性パターンを確認できれば(図 4)，色素性母斑の診断で不必要な生検術を回避でき，皮膚腫瘍を扱う形成外科医でも精通していくことが望ましい[9]．

臨床診断でメラノーマが疑われた場合は，皮膚生検を行う(図 5)．皮膚生検の方法には，全切除生検と部分生検があるが基本的に全切除生検を選択する．確定診断後に拡大切除を行うことから全切除生検部の閉創に皮弁や一期的植皮は避け，四肢病変ではリンパ流を考慮し，四肢の長軸方向に一致した切開とする．全切除生検が不可能な大きな病変，顔面や掌蹠病変などでは，部分生検も選

表 3-a．悪性黒色腫の病期分類

a．TMN 臨床分類(cTNM 分類)

T-原発腫瘍
　腫瘍の進展は術後分類と同様(pT カテゴリー参照)
N-領域リンパ節
NX　領域リンパ節の評価が不可能
N0　領域リンパ節転移なし
N1　1 個の領域リンパ節転移，またはリンパ節転移を伴わない領域内リンパ行性転移
　N1a　顕微鏡的な転移のみ(臨床的に潜在性)
　N1b　肉眼的な転移(臨床的に明らか)
　N1c　領域リンパ節転移を伴わない衛星結節または in-transit 転移
N2　2 個もしくは 3 個の領域リンパ節転移，またはリンパ節転移を伴う領域内リンパ行性転移
　N2a　顕微鏡的なリンパ節転移のみ
　N2b　肉眼的なリンパ節転移
　N2c　1 個の領域リンパ節転移を伴う衛星結節または in-transit 転移
N3　4 個以上の領域リンパ節転移，または互いに癒着した領域リンパ節転移，または 2 個以上の領域リンパ節転移を伴う衛星結節または in-transit 転移
　N3a　顕微鏡的なリンパ節転移のみ
　N3b　肉眼的なリンパ節転移
　N3c　2 個以上の領域リンパ節転移を伴う衛星結節または in-transit 転移
注）衛星結節とは，原発腫瘍から 2 cm 以内の腫瘍胞巣または腫瘍結節である(肉眼的または顕微鏡的)．In-transit 転移とは，原発腫瘍から 2 cm を超えた皮膚または皮下組織転移で，領域リンパ節を超えないものである．
M-遠隔転移
M0　遠隔転移なし
M1　遠隔転移あり
　M1a　領域リンパ節をこえた皮膚，皮下組織またはリンパ節
　M1b　肺
　M1c　中枢神経系を除くその他の部位
　M1d　中枢神経系
注）M カテゴリーの接尾辞
　(0)　乳酸脱水素酵素(LDH)—正常値
　(1)　LDH-高値
　　すなわち，M1a(1)は，領域リンパ節をこえた皮膚，皮下組織，またはリンパ節への転移で LDH 値が高いものを示す．LDH の記録や指定がない場合は，接尾辞は使用しない．

(文献 10 より引用)

択される．部分生検では，最もメラノーマが疑わしく，腫瘍の厚さ(TT；tumor thickness)が厚いと思われる部分を採取部位として選び，センチネルリンパ節生検(SLNB)の適用や拡大切除の側方マージンを決めていく．

また，メラノーマの診断がついた場合には，リンパ節転移および遠隔転移の有無を評価する．クリーニングの画像検査として本邦では頸部から骨盤部の造影 CT を行うことが一般的だが，所属リンパ節転移の検出にはエコー検査が優れる．TT の厚い症例や臨床的な領域リンパ節腫脹を有する症例，SLNB 陽性例などには PET/CT 検査の追加も検討する．遠隔転移が確認された場合には腫瘍の有無についても精査(造影 CT または造影 MRI)を行う．

メラノーマの病期分類は臨床所見や生検，画像所見で臨床分類(TNM)を行い，原発巣の拡大切除やリンパ節郭清術での病理所見を補足し病理学的分類(pTNM)として分類する(表 3)．NCCN ガイドラインにおいては，病期分類に応じた診療アルゴリズムが報告されており，初回治療からその後の補助療法が大きく異なる(図 6)．特に免疫チェックポイント阻害薬や分子標的薬などの薬物療法の発展が著しいメラノーマ診療においては，その後の治療を検討する上で非常に重要な指標となる．

2．術　中

メラノーマの増殖様式は，水平増殖から垂直増殖への二相性発育を特徴とし，臨床的辺縁を越えて腫瘍が浸潤性に側方伸展するケースは少ないと

表 3-b，c．悪性黒色腫の病期分類

b．TMN 病期学的分類(pTNM 分類)

T−原発腫瘍
pTX　原発腫瘍の評価が不可能(部分生検や退縮した黒色腫などを含む)
pT0　原発腫瘍が認められない
pTis　上皮内悪性黒色腫(Clark レベル I)(異型メラノサイトの増殖，メラノサイトの高度異形成，非浸潤性悪性病変)
pT1　厚さが 1 mm 以下の腫瘍
pT1a　厚さが 0.8 mm 未満で，潰瘍を伴わない腫瘍
pT1b　厚さが 0.8 mm 未満で潰瘍を伴う腫瘍，または潰瘍の有無に関係なく，厚さが 0.8 mm をこえるが 1 mm 以下の腫瘍
pT2　厚さが 1 mm をこえるが 2 mm 以下の腫瘍
pT2a　潰瘍を伴わない
pT2b　潰瘍を伴う
pT3　厚さが 2 mm をこえるが 4 mm 以下の腫瘍
pT3a　潰瘍を伴わない
pT3b　潰瘍を伴う
pT4　厚さ 4 mm をこえる腫瘍
pT4a　潰瘍を伴わない
pT4b　潰瘍を伴う
N−領域リンパ節
pN カテゴリーは TNM 臨床分類 N カテゴリーに準ずる．
pN0　領域リンパ節を郭清した標本を組織学的に検査すると，通常，6 個以上のリンパ節が含まれる．通常の検索個数を満たしていなくても，すべてが転移陰性の場合は pN0 に分類する．またセンチネルリンパ節生検のみを行い，続いてリンパ節郭清を行わなかった場合の分類には，“pN0(sn)”や“(p)N1(sn)”のように“(sn)”を付記する．
M−遠隔転移
TNM 臨床分類の M カテゴリーと同様

(文献 10 より引用)

c．臨床病期

0 期	pTis	N0	M0
I A 期	pT1a	N0	M0
I B 期	pT1b	N0	M0
	pT2a	N0	M0
II A 期	pT2b	N0	M0
	pT3a	N0	M0
II B 期	pT3b	N0	M0
	pT4a	N0	M0
II C 期	pT4b	N0	M0
III 期	T に関係なく	N1，2，3	M0
IV 期	T に関係なく	N に関係なく	M1

(文献 10 より引用)

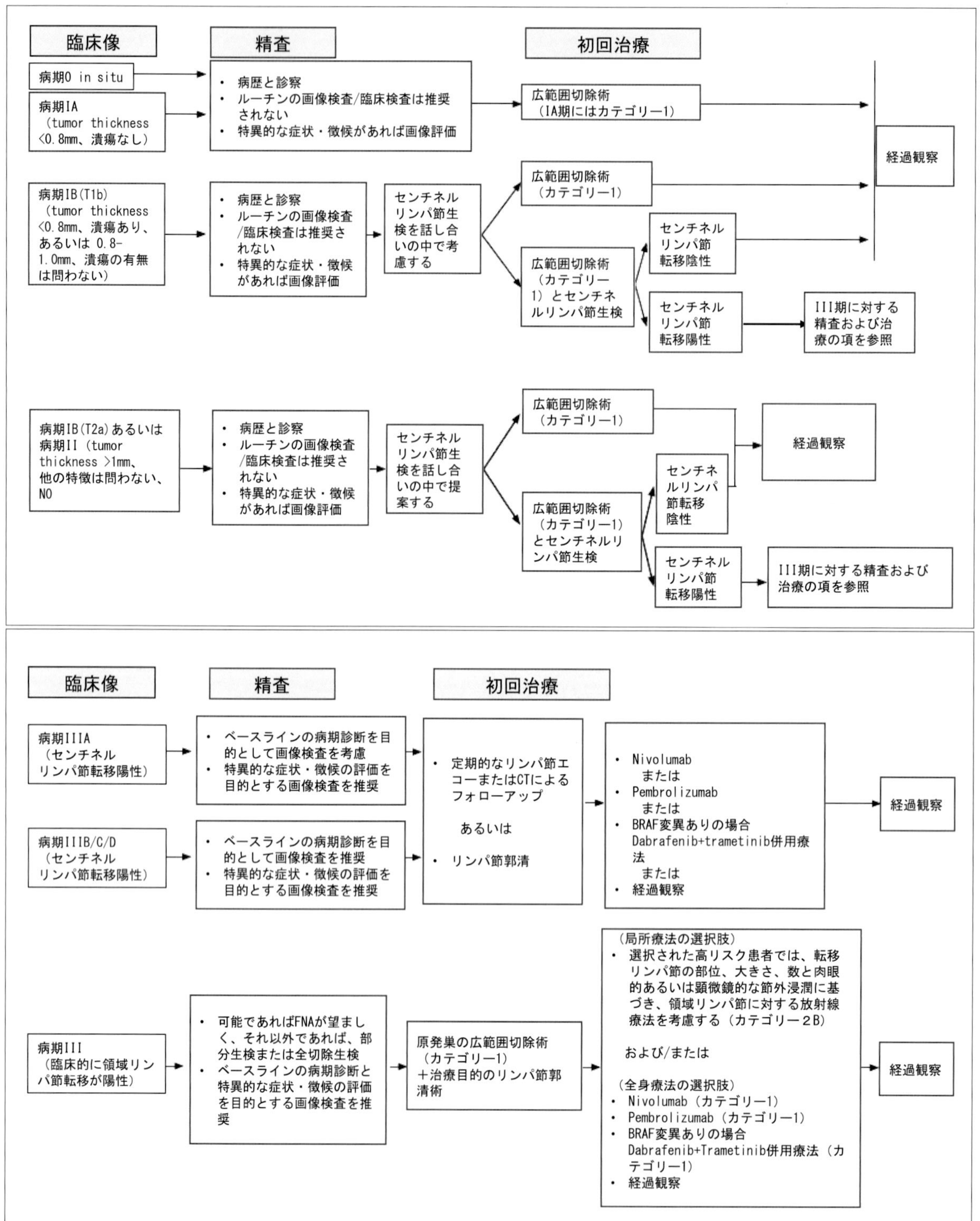

図 6-a, b. 悪性黒色腫の病期分類
a:病期 0〜Ⅱにおける NCCN ガイドラインの診療アルゴリズム
b:病期Ⅲにおける NCCN ガイドラインの診療アルゴリズム
(文献 10 より引用)

a/b

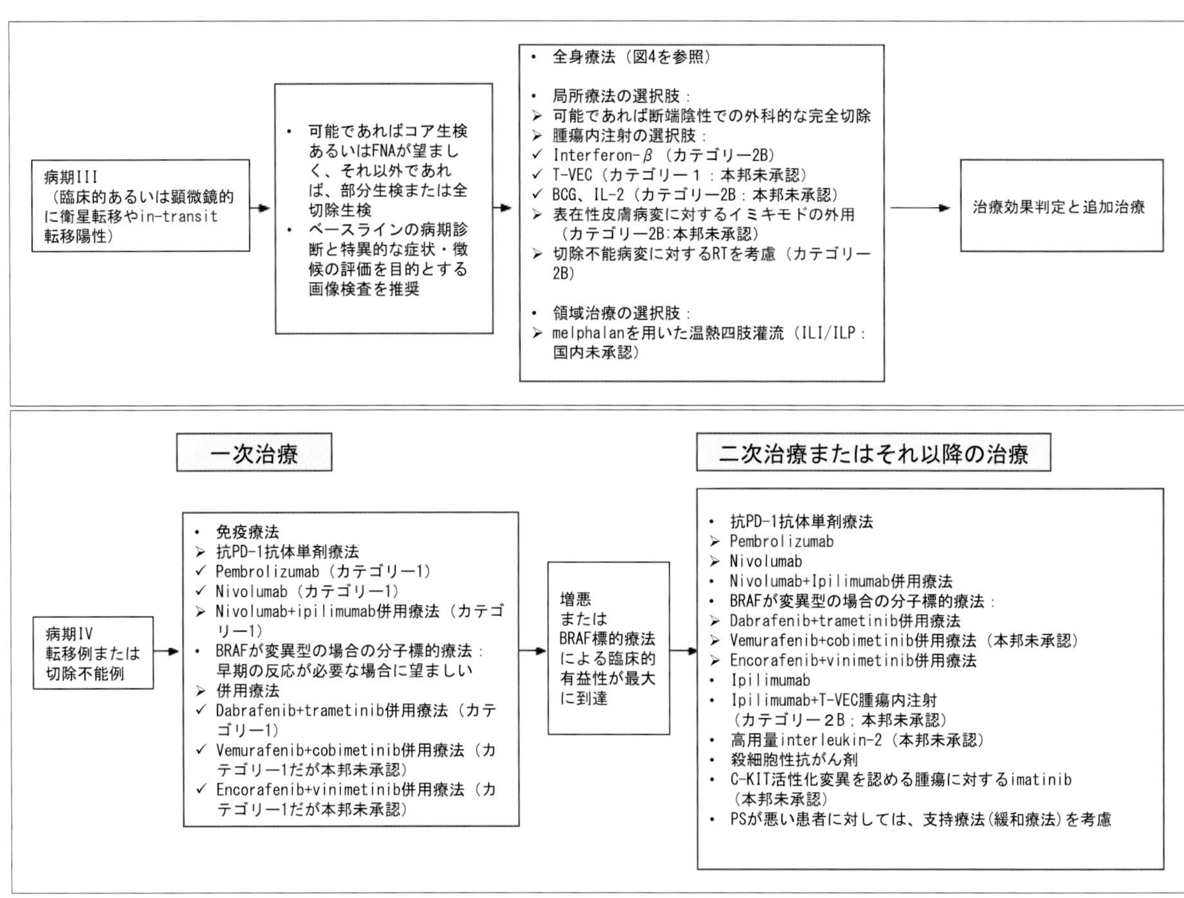

c/d

図 6-c，d． 悪性黒色腫の病期分類

c：病期Ⅲ(衛星転移，in-transit 転移陽性例)における NCCN ガイドラインの診療アルゴリズム

d：病期Ⅳにおける NCCN ガイドラインの診療アルゴリズム

（文献 10 より引用）

される．そのため，切除時の水平マージン設定はリンパ管を介して局所転移を生じたサテライト病変や in-transit 転移を含めることが主な目的と考えられ，症例ごとの TT に応じて設定される(表1)．

深部マージンは，下床の筋膜を含めて切除するか否かについて検討も行われたが，一定の見解には至っておらず，皮下組織の厚みも個体差が大きいため，症例に応じた対応となっている[10]．

切除後欠損に対する再建については，一次縫縮が可能かをまず検討し，relaxed skin tension line (RSTL)や aesthetic unit の輪郭線に沿った縫合線を考慮する．一次縫縮の難しい大きな欠損には，植皮や皮弁移植といった再建術を検討するが，メラノーマはリンパ行性転移を生じやすいためリンパ流を踏まえた検討が必要になる．

術式の選択については，高齢で全身的な負担を軽減させたい場合には，植皮も含めより低侵襲な術式を検討する．一方，眼瞼や口唇といった自由縁を有する部位における深部欠損などでは，皮弁移植による再建が望ましい．

植皮は遠隔部からの組織移植になるため，局所のリンパ流に与える影響は少なく，メラノーマにおいては有用な選択肢の1つと言える．ただし，顔面における整容面を加味すると，人工真皮移植による十分な肉芽組織を確保した上での植皮が望ましい．採皮部については鎖骨上窩部や上胸部，耳後部などが color match の点からも一般的だが，耳介後部の皮膚は術後紅色調，上腕内側部は術後黄色調を呈することもあるため注意を要する．

一方，自由縁を有する眼瞼や鼻孔，口唇では，

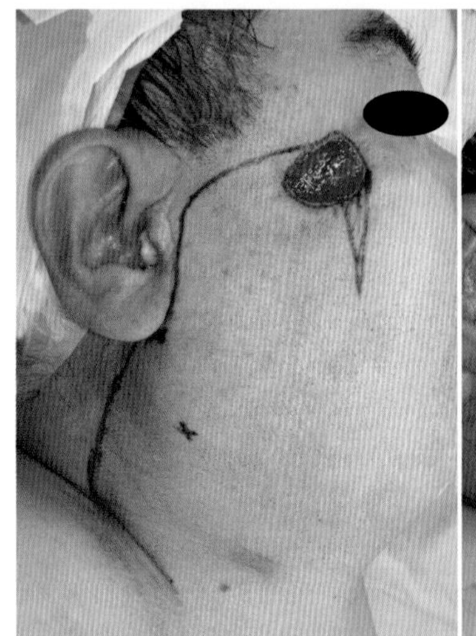
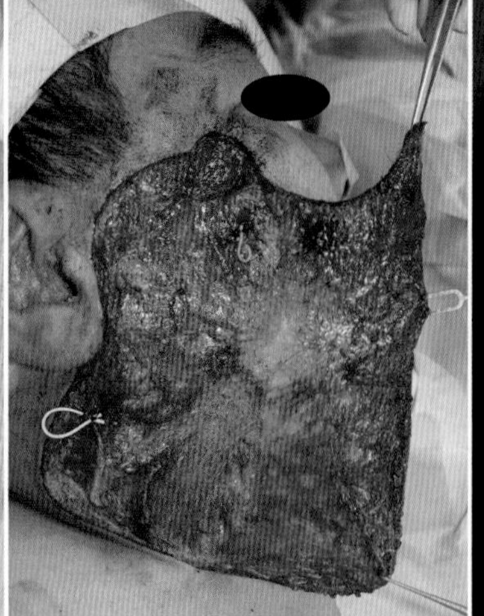
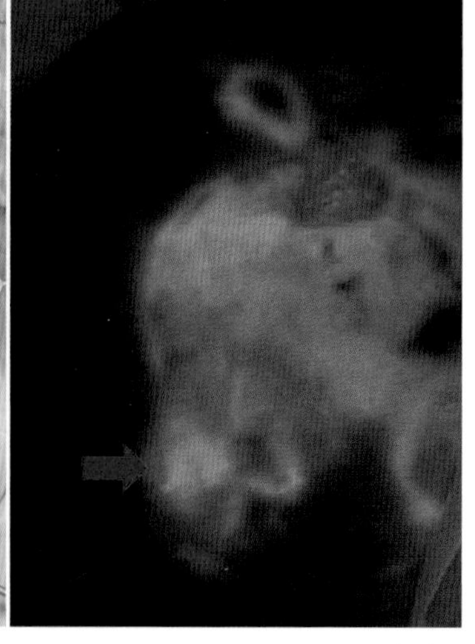
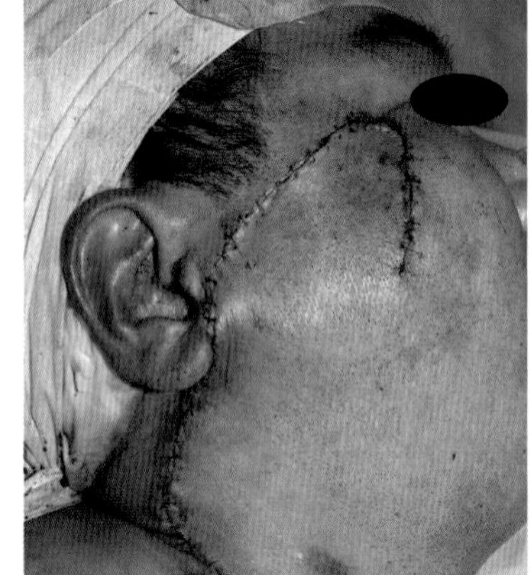

a | b | c
d |

図 7.
右頬部悪性黒色腫，Cervicofacial flap での再建
a：術前の所見
b：皮弁挙上時：顔面神経(青ループ)や大耳介神経(黄色ループ)の温存を図りながら，浅筋膜(SMAS)下での挙上とした.
c：術中のICG蛍光造影法：PET-CTにて耳下腺リンパ節への転移も疑われ，ICGの集積を認める(赤矢印).
d：手術終了時の所見
(文献11より引用)

自由縁の偏位を抑える配慮も必要となり，皮弁移植の適応を検討する.特に,下眼瞼部周囲や頬部欠損の再建に有用なCervicofacial flapは，リンパ節転移に対するセンチネルリンパ節生検や耳下腺ならびに頸部リンパ郭清といった手技との併用も可能で整容面にも優れる[11]．ICG蛍光造影法との併用で，腫瘍周囲からのリンパ流を直接確認できれば，輸入リンパ管も含めた一塊切除も可能となり，malar flap incisional approachとして切除・再建双方の意味合いを踏まえた術式となる[12](図7).

3．術　後

病期に応じ，術後補助療法の施行も検討する.経過観察については，NCCNガイドラインにおいて，生涯に亘る年1回以上の診察と定期的な皮膚およびリンパ節のセルフチェックに関する患者教育を挙げている．特に病期ⅡB以上の症例においては，3～12か月ごとの定期的な画像検査を考慮するとされており，リンパ節については，エコー検査による定期的な観察を術後5年間は継続していく(表4).

参考文献

1）安齋眞一，木村鉄宣：Basal cell carcinoma　基底細胞癌の臨床病理学的検討．日皮会誌．**118**：1697-1707，2008.
2）石井良征ほか：基底細胞癌の全国調査．Skin Cancer．**28**：205-211，2013.
3）苅部綾香，林　礼人：【皮膚悪性腫瘍はこう手術する―Oncoplastic Surgery の実際―】外鼻の基底細胞癌．PEPARS．**152**：35-43，2019.
4）帆足俊彦ほか：皮膚悪性腫瘍診療ガイドライン第

表 4. 推奨される経過観察の方法

病　期	経過観察の間隔と期間	観察項目	画像検査
0 (in situ)	1〜2年間は6か月から12か月間隔での観察を行い，その後は臨床的な適応に応じて年に1回の観察	全身の診察を行い，とくに局所再発の有無を評価する．新規病変の有無も評価する．	症状のない再発，転移をスクリーニングするためのルーチンの画像検査は推奨されない．特異的な再発転移の症状・徴候があれば，画像検査を行う．
ⅠA〜ⅡA	2〜5年間は6か月から 12か月間隔での観察を行い，その後は臨床的な適応に応じて年に1回の観察	リンパ節と皮膚に重点を置いて，病歴聴取と診察を行う．	症状のない再発，転移をスクリーニングするためのルーチンの画像検査は推奨されない．特異的な再発転移の症状・徴候があれば，画像検査を行う．
ⅡB以上	2年間は3か月から6か月間隔での観察を行い，3〜5年間は6か月間隔とする．その後は臨床的な適応に応じて年に1回の観察	リンパ節と皮膚に重点を置いて，病歴聴取と診察を行う．	3〜5年間は，3か月から12か月ごとに再発巣や転移巣を検出するため，定期的な画像検査を考慮する．3〜5年経過した場合，症状を伴わない再発巣や転移巣の検出にルーチンの画像検査は推奨されない． センチネルリンパ節生検が陽性であったが所属リンパ節郭清術を受けなかった患者は，所属リンパ節のエコー検査あるいはCTを最初の2年間は4か月ごとに行い，その後は6か月ごとの観察とし5年間継続する． 病期ⅢC以上では，たとえ症状がなくても頭部MRIによるスクリーニング検査を3年間行う．

（文献10より引用）

3版　基底細胞癌診療ガイドライン．日皮会誌．**131**：1467-1496，2021．

5）竹之内辰也ほか：基底細胞癌の組織型と深部浸潤．臨皮．**54**：481-484，2000．

6）土田哲也ほか：皮膚悪性腫瘍診療ガイドライン第2版．日皮会誌．**125**：5-75，2015．

7）山本明史：上皮性悪性腫瘍　有棘細胞癌と基底細胞癌．日皮会誌．**116**：1435-1440，2006．

8）安齋眞一ほか：皮膚悪性腫瘍ガイドライン第3版有棘細胞癌診療ガイドライン2020．日皮会誌．**130**：2501-2533，2020．

9）林　礼人：【診断に差がつく皮膚腫瘍アトラス】皮膚腫瘍診療におけるステップ診断法―皮膚腫瘍の検査手順と診断に向けたアプローチ―．PEPARS．**122**：1-15，2017．

10）中村泰大ほか：皮膚悪性腫瘍ガイドライン第3版メラノーマ診療ガイドライン2019．日皮会誌．**129**：1759-1843，2019．

11）林　礼人：【皮膚悪性腫瘍(第2版)上―基礎と臨床の最新研究動向―】原発性メラノーマの手術後の再建的選択肢．日本臨牀．**79**(増刊号2)：250-260，2021．

12）Motomura, H., et al.：A malar flap incisional approach for sentinel lymph-node biopsy in patients with periocular skin malignancies. J Plast Reconstr Aesthet Surg. **62**：e184-e186, 2009.

13）林　礼人：【外科系医師必読！形成外科基本手技30―外科系医師と専門医を目指す形成外科医師のために―】顔面の悪性腫瘍の切除および再建術．PEPARS．**159**：55-69，2020．

14）外川八英：【皮膚外科のための皮膚軟部腫瘍診断の基礎】臨床ならびに病理診断　ダーモスコピーの見方　疾患毎の代表的所見と診断上の留意点について．PEPARS．**100**：53-63，2015．

15）中村泰大：【皮膚外科のための皮膚軟部腫瘍診断の基礎】臨床ならびに病理診断 Melanomaを中心とした黒色病変に対する皮膚腫瘍病理の見方．PEPARS．**100**：34-41，2015．

PEPARS No.191：60-64, 2022

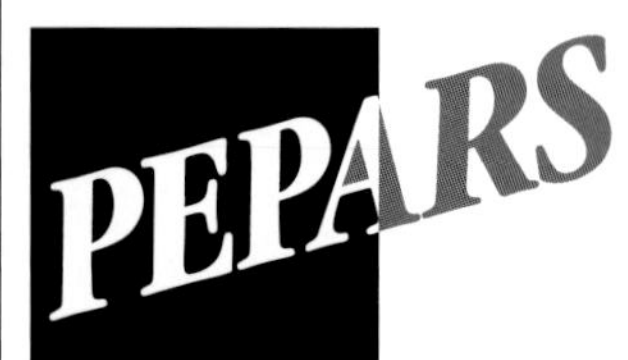

◆特集／こんなマニュアルが欲しかった！形成外科基本マニュアル[2]

血管腫・血管奇形

中岡　啓喜*

Key Words：血管腫(hemangiomas), 血管奇形(vascular malformations), ISSVA分類(ISSVA classification), 診断(diagnosis), 治療(treatment)

Abstract　Mulliken & Glowacki が提唱した血管腫・血管奇形(vascular tumors/vascular malformations)の概念は, ISSVA分類として整理され本邦においても診療各科において広く認知されるようになってきている. 近年, 各疾患の日本語訳については日本医師会などから指摘を受け, 改称される可能性はあるが, 本稿では理解しやすいよう血管腫・血管奇形に統一した.

まず, ISSVA分類について概説し, 血管腫・血管奇形の代表的疾患ごとに参照すべき細分類, 診断・検査, 治療法, 合併症・注意点などについて述べた.

はじめに

ISSVA分類は血管腫・血管奇形を細胞生物学的見地に基づいて整理しており, これを理解することがその後の診断, 治療法選択の基本となる.

本稿ではISSVA分類を概説した後, 血管病変に限り, 代表的疾患群の参考となる細分類, 診断・検査, 治療法, 合併症・注意点などについて述べた.

* Hiroki NAKAOKA, 〒791-0295　東温市志津川454　愛媛大学医学部附属病院形成外科, 准教授

ISSVA分類

病変内の血管内皮細胞の腫瘍性増殖の有無により血管腫と血管奇形を分類している. 細胞の腫瘍性増殖が病態となる疾患群が血管腫で, 細胞の腫瘍性増殖はなく血管の増数, 管腔の拡大が病態となる疾患群を血管奇形としている.

血管腫の代表的疾患は乳児血管腫(いちご状血管腫)であり, 他に先天性血管腫(RICH, NICHなど), tufted angioma, Kaposiform hemangioendothelioma, 悪性の血管肉腫などがこの範疇に含まれる.

血管奇形は増数, 拡大している脈管の種類により, 大きく毛細血管奇形(≒ポートワイン血管腫), 静脈奇形(≒海綿状血管腫), 動静脈奇形/瘻, リンパ管奇形(≒リンパ管腫)などに分類される(表1).

表 1. Vascular anomalies の ISSVA 分類

<table>
<tr><th colspan="5">Vascular anomalies</th></tr>
<tr><th>Vascular tumors
(血管腫)</th><th colspan="4">Vascular malformations
(血管奇形)</th></tr>
<tr><td rowspan="3">**Benign (良性型)**
• Infantile hemangiomas
• Congenital hemangiomas
• Tufted angioma
など</td><td>Simple
(単純型)</td><td>Combined
(混合型)</td><td>Of major named vessels
(主幹型)</td><td>Associated with other anomalies
(関連症候群型)</td></tr>
<tr><td>Capillary malformations
(毛細血管奇形)</td><td>CVM
CLM</td><td rowspan="5"></td><td rowspan="5">• Klippel-Trenaunay syndrome
• Parkes Weber syndrome
• Sturge-Weber syndrome
• Maffucci syndrome
• Blue rubber bleb syndrome
など</td></tr>
<tr><td>Lymphatic malformations
(リンパ管奇形)</td><td>LVM
CLVM</td></tr>
<tr><td rowspan="2">**Locally aggressive or borderline (局所浸潤・境界型)**
• Kaposiform hemangioendothelioma
など</td><td>Venous malformations
(静脈奇形)</td><td>CAVM</td></tr>
<tr><td>Arteriovenous malformations
(動静脈奇形)</td><td>CLAVM</td></tr>
<tr><td>**Malignant (悪性型)**
• Angosarcoma
など</td><td>Arteriovenous fistula
(動静脈瘻)</td><td></td></tr>
</table>

表 2. 乳児血管腫の日本の分類と ISSVA 分類の相関

日本の分類		ISSVA 分類
局面型		Superficial
腫瘤型	真皮皮下型　Ds	Mixed (Superficial＋deep)
	皮下型　dS	Mixed (superficial＋Deep)
	皮下型　DS	Mixed (Superficial＋Deep)
	皮下型　S	Deep (Deep)

Alarming hemangioma：眼周囲，気道周囲などで病変の拡大により機能的障害，生命に危機を及ぼす恐れのある乳児血管腫

血管腫

1．乳児血管腫(infantile hemangioma)

A．細分類

病変深度により扁平赤色局面を呈する局面型：superficial type，イチゴを張り付けたような赤色腫瘤を呈する腫瘤型 mixed[Superficial＋deep] type，病変が主として皮下に存在する皮下型：Deep type)に分類され，治療法選択に関与する．機能障害や生命に危機を及ぼす乳児血管腫は alarming hemangioma と呼ぶ(表 2)．

B．診断・検査

出生時，半数以上に赤色斑，脱色素斑，毛細血管拡張など軽微な病変が存在するようであるが，通常認識されることは少なく，後天性発症とされる．生後 3 か月まで急速に，8 か月まで緩やかに増大するが(増殖期)，その後緩徐に退色，縮小し(退縮期)，5〜10 歳前後で退縮は終わる(消失期)[1]．細分類とこの経過も合わせ，多くは問診で診断される．

超音波診断では増殖期初期に高流量拍動性で動静脈奇形に似るが，細かい低エコー領域で動静脈奇形に見られる管腔構造は少なく，樹枝状構造，充実性腫瘤とされる[2]．MRI は T1 で筋肉と同等・やや低信号，T2 で高信号充実性腫瘤となることが多い．

病理組織免疫組織化学で血管内皮の GLUT-1 陽性で確定診断されるが[3]，全例に行う必要はない．

表 3. 血管腫・血管奇形に対する色素レーザーの保険適用

適用疾患	保険点数
毛細血管奇形 乳児血管腫 毛細血管拡張症	照射面積 10 cm^{2}未満　2,170 点 10 cm^{2}増すごとに 500 点加算し 8,500 点を限度 3 歳未満では 2,200 点の乳幼児加算

表 4. 色素レーザーの基本的な照射条件

対象疾患	パルス幅	フルエンス
乳児血管腫　局面型 腫瘤型	20 msec	*9〜10 J/cm^2
消失期の残存赤色斑	毛細血管奇形に準ずる	毛細血管奇形に準ずる
毛細血管奇形	初期　3 msec 薄くなってきたら　1.5 msec	**10〜12 J/cm^2 **9〜11 J/cm^2

*低いフルエンスで開始し，効果を見ながら調整する．
**低いフルエンスで開始し，紫斑形成を目安にフルエンスを調整する．

C．治療法

1）パルス色素レーザー(PDL)治療

保険適用であり，局面型に有効例が多いため，早期例に行う価値はある(表 3)．治療時の設定はパルス幅 20 msec，フルエンス 9〜10 J/cm^{2}の弱めから始める(表 4)．

2）薬物療法

Alarming hemangioma，醜状を残す恐れのある病変，皮膚潰瘍形成あるいはその恐れのある病変，大病変などでは2016年に保険適用されたプロプラノロール内服が first line の治療とされる[4)]．約 8 割に有効で，皮下型に有効例が多い．

導入時，小児科での心血管系スクリーニングは不可欠で，多くは入院も必要である．

3）外科的治療

他の治療が奏効しない alarming hemangioma では，侵襲を伴うが病変の可及的減量術が必要なこともある．

消失期以降の瘢痕，萎縮性局面，皮膚のたるみなどには単純切除，皮弁術，ティッシュエキスパンダーの利用，植皮術などの治療が必要になることもある．

4）経過観察

全例が治療対象ではなく，目立たない場所の小病変は自然退縮を待つのでもよい．

D．合併症・注意点

対応に苦慮するのは皮膚潰瘍で，摩擦を受けやすい部位，表面の浸軟などで起こる．出血，感染による疼痛で摂食・睡眠障害を起こすことがある．

プロプラノロール内服時，心血管系副作用の注意はもちろんであるが，低血糖発作にも注意が必要である．内服，哺乳・食事の指導は常に行う．

2．その他の血管腫

先天性血管腫，tufted angioma，Kaposiform hemangioendothelioma などは成書に譲るが，Kasabach-Merritt 現象を起こすのは後二者であることは知る必要がある．

血管奇形

1．動静脈奇形(arteriovenous malformation)

A．細分類

病状進行度による Schöbinger 分類は治療時期の参考になる(表 5)．

B．診断・検査

Ⅰ期静止期は扁平な温かい赤色斑であり，この時期に診断されることはまずない．Ⅱ期拡張期は腫瘤，拍動，雑音など特徴的な症状が揃うので診断され，潰瘍，出血を伴うⅢ期破壊期とともに治療を求め来院する．Ⅳ期代償不全期は診断というより治療に苦渋という段階である．

超音波診断ではカラードップラーで異常血管はモザイクパターンを示し，パルスドップラーで高流速のシャント波形を示し，診断の補助となる．

表 5．動静脈奇形の Schöbinger 分類

Stage	Features
Ⅰ．Quiescence（静止期）	presenting as warm pink-blue macules
Ⅱ．Expansion（拡張期）	with pulsations, thrills, and bruits
Ⅲ．Destruction（破壊期）	with pain, bleeding, or ulseration
Ⅳ．Decompensation（代償不全期）	resulting in congestive heart failure

MRI で高流速血管は flow void と呼ばれ，低信号域を呈し特徴的である．MR/CT angiography は全体像を把握するのに有用である．

血管造影は流入動脈と流出静脈，異常吻合部が複雑に網状に絡むナイダスを詳細に評価可能で，塞栓術や病変切除を予定する場合には行う．

C．治療法

1）血管内治療

経カテーテル的あるいは経皮穿刺によりナイダスに塞栓物質や硬化剤を注入し血流減少や病変消失を目的とする．血行動態や血管構築に応じたアプローチが必要であるため，検査段階から放射線科医との綿密な協力が不可欠である．

2）外科的治療

限局性病変では完全切除により根治を目指す．巨大びまん性病変では，周辺組織の合併切除により様々な機能障害をきたすので手術適応は慎重に検討する．放射線科介入による術前塞栓術が切除時の大量出血に有用であることが多い．広範囲の切除では植皮や皮弁による再建が必要となるが，容易な治療とはならない．

D．合併症・注意点

血管内治療や外科的治療の適応・時期に一定の見解がないが，進行例では根治困難で再発しやすい[5]．

流入動脈の塞栓術あるいは近位結紮のみではすぐに側副路が発達し病変の再増大をきたすので避ける[6]．

重症感染症や心不全の救済手段として，四肢では患肢切断術を余儀なくされることもある．

2．静脈奇形（venous malformation）

A．細分類

単純型，関連症候群があり（表 1），関連症候群には，Klippel-Trenaunay 症候群，blue rubber bleb（bean）症候群などがある．

B．診断・検査

表在性病変は青紫色の外観を呈し，弾性軟で挙上や用手圧迫による縮小，下垂や圧迫解除による再腫脹などがあり診断されることも多い．深在性病変は皮膚の色調に変化がなく，診断には超音波検査や MRI が有用である．

超音波検査では蜂巣状から多嚢胞状の低エコー領域を示し，圧迫により貯留血液の出入りが観察できる．また，圧迫で虚脱することは特徴的で，音響反射を伴う高エコー構造を示す静脈石があれば診断上有用である．

MRI の T1 強調像では等～低信号，T2 強調像では高信号で，T2 強調脂肪抑制（STIR）像は病変の拡がりの確認に有用である．

C．治療法

1）保存療法

四肢の場合，弾性ストッキングなどによる圧迫療法は血液貯留を減少させ，疼痛緩和，血栓・静脈石形成の予防，血液凝固障害減弱に有効である．血栓・静脈石予防としてアスピリン投与を考慮することもある[7]．血液凝固異常（LIC；localized chronic coagulopathy）に対しては低分子ヘパリンなどの投与も考慮する[7]．骨軟部組織の肥大・過成長には，補高装具や矯正治療などを要する．

2）硬化療法

内腔の存在する病変で有効率が高く，比較的低侵襲な治療が可能であるため第一選択と考えるが[7]，完全消失させることは難しく，複数回治療を要し，症状緩和主体に留まることも多い．血液貯留型の病変で有効率が高いが，流れのある病変ではそのコントロールが重要になる．

硬化剤には無水エタノール，ポリドカノール，オレイン酸モノエタノールアミンなどを用いる．経皮的穿刺ではエコーや血管造影（DSA）下に行う．また，肺塞栓症，ヘモグロビン尿，薬剤アレ

ルギー，神経麻痺，皮膚壊死などの合併症リスクは薬剤や病変部位によって異なるため，症例に応じた対応が重要になる．

3）外科的治療

限局性病変で完全切除が可能な場合にはよい適応となる．眼窩内や手指病変など硬化療法のリスクの高い部位でも有用であるが，部分切除では大出血や再増大の可能性もあるので慎重に行う．びまん性病変では硬化療法との併用など複合的な治療を検討することも必要になる[7]．

D．合併症・注意点

血液学的にD-Dimerの上昇をしばしば認める．Klippel-Trenaunay症候群など一肢全体に及ぶ巨大な病変ではD-Dimerの上昇のみならずフィブリノーゲンや血小板数の低下，FDPの上昇など全身性の血液凝固障害LICを示すことがある．その他の血管腫の項で述べたKasabach-Merritt現象と混同しないことが重要である．

3．毛細血管奇形(capillary malformation)

A．細分類

単純型，関連症候群に含まれるものがある(表1)．関連症候群にはSturge-Weber症候群，Klippel-Trenaunay症候群，Parkes Weber症候群などがあるが，毛細血管奇形に対する治療は単純型に準ずる．

B．診断・検査

幼小児期には隆起のない扁平な赤色斑であり診断は容易である．関連症候群に注意し，顔面の症例ではSturge-Weber症候群，四肢の広範囲例ではKlippel-Trenaunay症候群などを念頭に置く．

赤色斑のみの場合には特に検査は必要ない．Sturge-Weber症候群では眼科・脳神経外科的検査，Klippel-Trenaunay症候群では静脈奇形の項でも述べた血液凝固障害(LIC)の検索が必要になる．

C．治療法

1）パルス色素レーザー(PDL)治療

保険適用の第一選択の治療[8]でパルス幅1.5，3 msec，フルエンス9～11 J/cm^{2}の設定で弱めから始め，紫斑形成を目安に行う(表3，4)．

2）外科的治療

年齢とともに病変の肥厚，組織肥大などが生じれば外科的治療が必要になる．

D．合併症・注意点

レーザー治療が第一選択であるが，完全消失が得られない場合や治療後の再発などについては説明が必要である．関連症候群では他科協力による追加治療が必要になることもある．

参考文献

1）Bauland, C. G., et al.：Untreated hemangiomas：growth pattern and residual lesions. Plast Reconstr Surg. **127**(4)：1643-1648, 2011.
Summary　治療を受けていない乳児血管腫137例を対象にその自然経過と後遺症について検討した報告．

2）Harriet, J., et al.：Soft-tissue vascular anomalies：utility of US for diagnosis. Radiology. **214**(3)：747-754, 2000.
Summary　超音波診断装置が乳児血管腫と血管奇形の鑑別に有用であることを示している．

3）森井英一：【血管腫・血管奇形治療マニュアル】血管腫・血管奇形の分類と関連する症候群．PEPARS．**71**：1-7，2012．
Summary　従来の血管腫とISSVA分類を対比し，その病理学的診断について記載．

4）Hoeger, P. H., et al.：Treatment of infantile haemangiomas：recommendations of a European expert group. Eur J Pediatr. **174**(7)：855-865, 2015.
Summary　プロプラノロール内服を乳児血管腫のfirst line治療に勧める論文．

5）Liu, A. S., et al.：Extracranial arteriovenous malformations：natural progression and recurrence after treatment. Plast Reconstr Surg. **125**(4)：1185-1194, 2010.

6）Lee, B. B., et al.：Consensus document of the International Union of Angiology(IUA)-2013. Current concept on the management of arterio-venous malformations. Int Angiol. **32**：9-36, 2013.

7）Dompmartin, A., et al.：Venous malformation：update on aetiopathogenesis, diagnosis and management. Phlebology. **25**(5)：224-235, 2010.

8）河野太郎，櫻井裕之：毛細血管奇形のレーザー治療―治療抵抗例の治療戦略―．形成外科．**52**(10)：1153-1159，2009．

PEPARS No.191：65-70, 2022

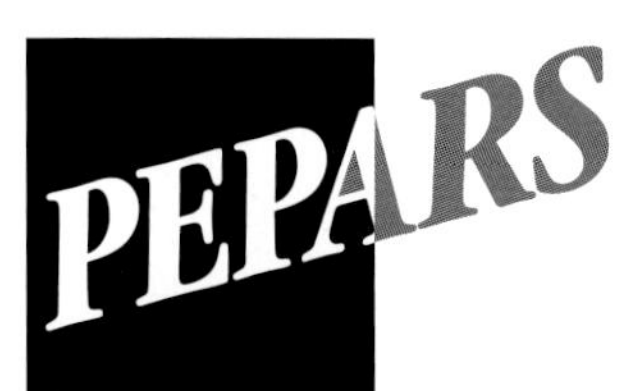

◆特集／こんなマニュアルが欲しかった！形成外科基本マニュアル[2]

マイクロサージャリーにおける術前・術中・術後管理

関堂 充*

Key Words：口腔ケア(oral care), 術後モニター(flap monitoring), 抗凝固療法(anticoagulation therapy), 術後安静(bed rest)

Abstract マイクロサージャリーを成功させるためには正しい手術手技のみならず適切な術前, 術中, 術後管理が重要である. 術前には患者の全身合併症の把握, 内服治療などの適切な管理や吻合血管, 皮弁の評価を含めた手術計画が必要となる. 術中には血管吻合を正しく行うことはもちろんであるが, 血管やドレーンの配置, 体位変換などの影響を判断し, 術中トラブルには早期に対応することが必要となる. また術後も適切なモニタリングおよび早期のトラブルシューティングが重要である. 術後の抗凝固療法や術後安静も必要最低限にすることにより全身合併症や迷妄などを防ぐことに留意する.

はじめに

マイクロサージャリーは形成外科における基本手術の1つである. 頭頸部再建, 四肢外傷・欠損, 難治性潰瘍, 乳房再建, リンパ管静脈吻合など多くの分野で用いられている. 最大の合併症は血栓による皮弁壊死であるがその他にも皮弁部分壊死, 瘻孔, 肺炎などの全身合併症を引き起こす可能性がある. 本稿では術前, 術中, 術後の管理について注意点を記載する.

* Mitsuru SEKIDO, 〒305-8575 つくば市天王台1-1-1 筑波大学医学医療系形成外科, 教授

術前管理

術前に合併症の把握・コントロールをしておくことは重要である. 特に年齢の高齢化によって循環器疾患や糖尿病, 透析などを行っている患者が増加している. 抗凝固剤・抗血小板薬の内服を行っている患者に対しては休薬によるリスクを考慮し, 出血リスクが中程度のものまでに関して休薬は避けるという考えが一般的になっている[1]. しかし頭頸部再建などでは, 高出血リスクであるため休薬, ヘパリン置換を考慮する. 糖尿病の場合には術前からコントロールされていることが望ましい. 内服でコントロールされている場合, 小さな手術では内服継続で問題ない場合もある. 大きな手術では手術当日は内服の経口血糖降下薬は中止し, インスリンへ変更しておくのが安全である[2].

頭頸部再建では口腔内—頸部が交通する術野のため局所感染が発生しやすい. 口腔ケアにて口腔

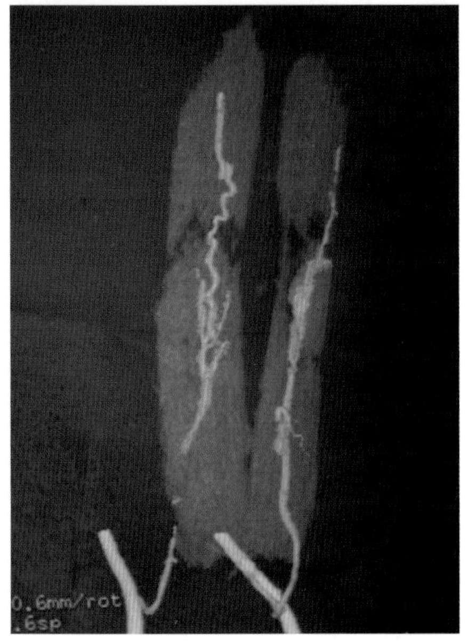

図 1. 深下腹壁動脈穿通枝皮弁
採取予定部位の子宮外妊娠後瘢痕(横切開)があった.
術前造影検査による右深下腹壁動脈の途絶が見られた. 本症例は左深下腹壁動脈を血管茎として使用した.

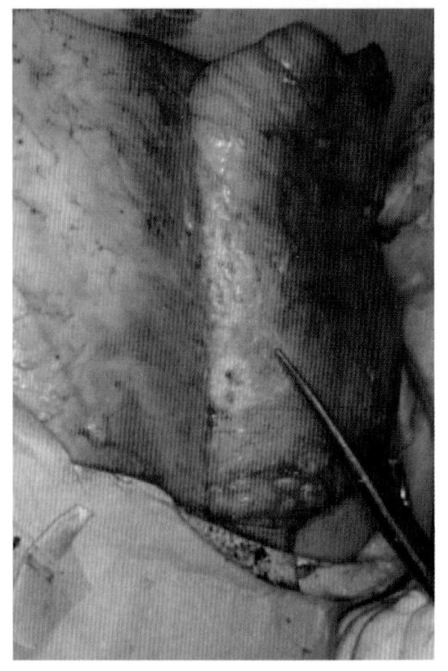

図 2. 脂肪吸引後瘢痕
右乳房再建にて腹部瘢痕なし, 問診で腹部手術歴なし.
深下腹壁動脈穿通枝皮弁による再建. 術中所見で穿通枝(鑷子)周囲の瘢痕が著しかった.
皮弁のうっ血あり, 両側浅下腹壁静脈の付加吻合で皮弁を救済した.
術後患者から腹部脂肪吸引の履歴を聴取した.
(文献4より改変)

内の細菌数を減らすことにより術後の瘻孔・創部感染の減少, 肺炎の減少が報告されている. 術前日までに歯科医師, 歯科衛生士による口腔ケアが推奨されている. 歯ブラシ, 歯間ブラシ, デンタルフロスなどにて, 歯石, プラークの除去, また本人にも手術までに口腔ケアを行ってもらう. 術直後からはICUなどでは看護師などによるスポンジブラシによる口腔ケア, 口腔内の吸引などを行い, 一般病棟では歯ブラシからセルフケアが行われる[3].

また術後の呼吸器合併症の予防のため術前からの呼吸訓練も必要である.

レシピエント血管, 皮弁血管については合併症や以前の創がなければ確認する必要がないことも多い.

しかし, 頭頸部再建では以前に頸部郭清がされていたり根治照射が入っていてレシピエント血管が使用できない場合があり, 造影CTなどで確認しておく必要がある. また腫瘍切除や郭清などではどの血管が残るかを術前に検討しておく. 癌の切除の場合には病変の撮影が行われるので吻合血管も一緒に確認しておくとよい. また内頸動脈や総頸動脈の石灰化, 狭窄の確認が必要である.

皮弁採取部に関しては以前の手術創などがないか, 静脈移植などで血管が使用されていないかどうかの確認が必要である. また腹部からの皮弁の採取の場合には創により周囲が剝離, 血管が切断されていないか(図1), また脂肪吸引などは患者が申告しない場合が多く[4], 念入りな聴取が必要である(図2). 穿通枝皮弁の場合は血管の走行が症例で異なっており, 可能であればエコーやCTなどで走行を確認しておくと安全である.

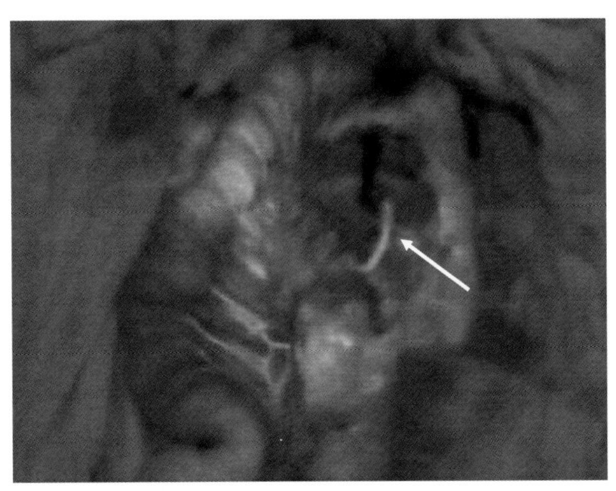

図 3.
ICGによる吻合部確認
有茎空腸における付加吻合．吻合部(矢印)の開通と頭側の空腸が造影されている．

術中管理

多くのトラブルやその原因は手術中に起こる．

レシピエント血管から必要な血管茎の長さ，必要な組織量に応じた皮弁選択を行い，必要な場合には vein graft も考慮しておく．

まずは吻合に適切なレシピエント血管の選択が重要である．術前に検討しておいても実際に血管の噴出が悪かったりする場合があるので，まずは吻合血管の露出，血流の確認を優先する．動脈の内膜剝離，不整があったり，静脈では弁があったりした場合は再度血管を切断し直す．また血管の内腔が問題ないと思われても動脈の噴出が悪い場合には，術中管理のため血圧が低いことがあるので，その場合には血圧を100以上に上げるように麻酔科に依頼して確認する．攣縮の場合には4%キシロカイン，塩酸パパベリンなどを滴下し，温生理食塩水などで術野を温める．

血管吻合中は術野や皮弁が乾燥しないように生理食塩水ガーゼなどで他の部位を覆っておく．

血管吻合は口径差がない端々吻合が望ましいが口径差のある症例も多い．静脈は口径差を端々吻合で調整しやすいが口径差が2倍以上ある場合は血管を斜めに切って合わせたり，fish mouth，distal tapering，sleeve 法などで調整を行う[5]．端側吻合も口径差のある時には有用であり，頭頸部再建における内頸静脈や外頸動脈への端側吻合，四肢では適切なものがなければ端側吻合として主要血管の血流を温存して用いることも多い．

血管吻合後は皮弁の血流確認を行い，拍動が吻合部より遠位で触知するか，静脈還流が吻合部近位で確認できるか，patency test や移植組織からの出血の有無，移植組織の出血の色調などで確認する．移植組織の静脈が固くなっている時は静脈血栓を疑い，虚脱している時は動脈血栓を疑う．疑わしい時はPDEやLIGHTVISIONによる血流検査を行っている(図3)．血栓を疑う場合には再吻合をためらってはならない．動脈血栓は術中に起こるものがほとんどであり，静脈血栓は術後に起こりやすいため[6]，吻合後，閉創前の確認は必須である．

採取皮弁の部分壊死に関しても疑わしければPDEやLIGHTVISIONなどで確認し，疑わしい部位はトリミングしたり，影響のない部位に配置する．

埋入して観察できなくなる症例には術後のモニターのために遊離空腸であればモニター用腸管の露出，皮弁であれば一部皮島の露出などを行っておく(図4)．

血流に問題なければ術野を温生理食塩水で洗浄し，出血の有無を確認する．移植組織の吻合部に問題がなくても枝から出血している場合があるので，吻合部全長，移植組織，移植野をチェックし，確実な止血を行う．閉創時のドレーンは吸引式ドレーンを用いる場合，吻合血管を吸引してしまうことのないよう位置と長さに注意する．ドレーン

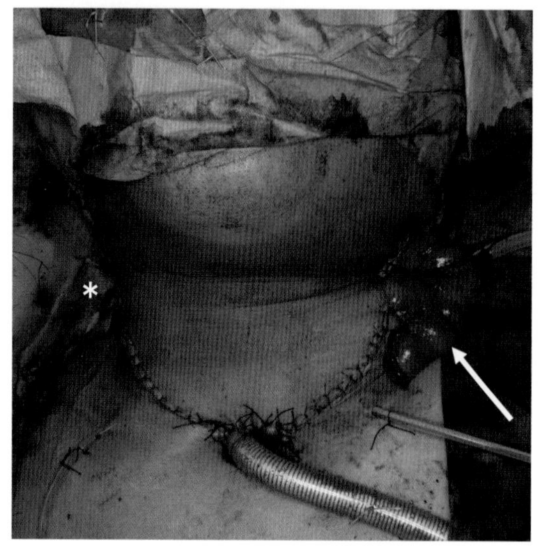

図 4.
遊離空腸による下咽頭癌術後再建後
同一血管茎を分割してモニター空腸を作成.
閉創後露出した空腸(矢印)で血流を確認する. 血流の安定した数日後にモニター空腸は局所麻酔で茎を結紮, 切離する.

が吻合血管に影響がありそうであればドレーンの固定や神経裏面などへの埋入を行い, 血管への影響を避けるよう留意する[5]. 血管吻合の体位から通常の体位や術後安静体位に戻した場合, ドレーン位置や長さなどの変化に注意する. 血管を吸引してしまう恐れがある時はペンローズドレーンなどを使用する. また皮弁などのvolumeが大きく, 閉創することにより血管が圧迫されるようであったり皮弁の緊張で血流障害を疑う場合は全てを閉創せずに一部raw surfaceとしておき, 後日局所麻酔などで閉鎖する, 植皮するといった手段も考慮する. 緊張の強い閉創で血管を圧迫することは避ける.

術後の血管の配置などに関しては意外とおろそかになっていることがあるため閉創時に血管の屈曲・牽引・捻転などがないかを閉創・術後の体位にして確認する. 屈曲などがあれば血管を周囲組織など, 下床にとめたりベリプラスト®・ボルヒール® などの生体組織接着剤で固定しておく.

術後管理

最大の問題は血栓や皮弁壊死である. 皮弁モニターは皮弁色調, 出血, ハンドヘルド超音波血流計などで行っている.

ほとんどのマイクロ症例はICU, HCU入院となるので術直後, 帰室時直後は, 各1時間ごとの看護師による皮弁色調, 出血, ハンドヘルド超音波血流計によるチェックを行っている. 医師によるチェックは帰室時に看護師と一緒に確認し, 当初は1日1～2回行っている. 必要時には25 G針による pin prick を追加し出血の色調で阻血, うっ血など判断する. また血管吻合部に問題があればカラードプラなどによる血流評価も1日に1回程度行っている. 術後血栓は静脈に多く, 72時間以内に起こることが多い[7]ので当科では血栓確率の高い術後72時間までは毎時または一般病棟では3時間ごと, それ以降は6時間ごと, 8時間ごとと延長し, 術後1週間までは連日行っている.

内頚静脈血栓は頭頚部再建において30%近くになるとも報告されている[8]が, 実際に皮弁うっ血に至る症例は少なく, 数か月後には回復していることが多い. 術後内頚静脈をエコーで観察してみると内部に血栓様の組織または還流のうっ滞をみることがある. しかし, 皮弁色調に影響がない時や圧迫して血栓が柔らかい時など以外には対応は不要と考えている. 血栓が圧迫して潰れにくい時には静脈血栓治療薬のエドキサバントシル酸塩水和物(リクシアナ®)などを使用して皮弁うっ血の予防を行っている[9].

血栓を疑う症例は可能な場合はベッドサイドでの開創, 確認を行っている. 静脈血栓の場合には皮弁の救済のため静脈を切離, 開放することもあ

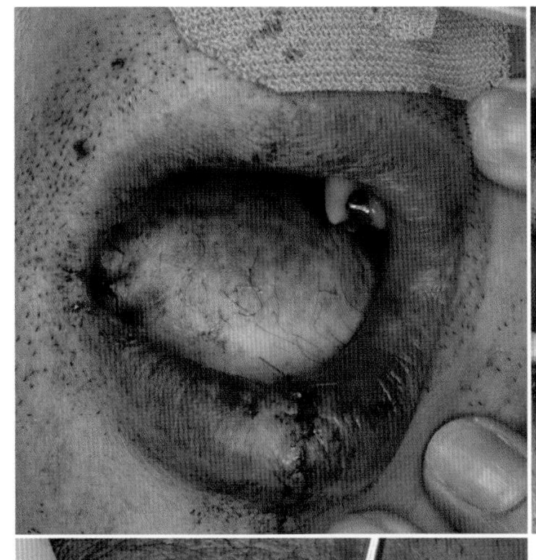
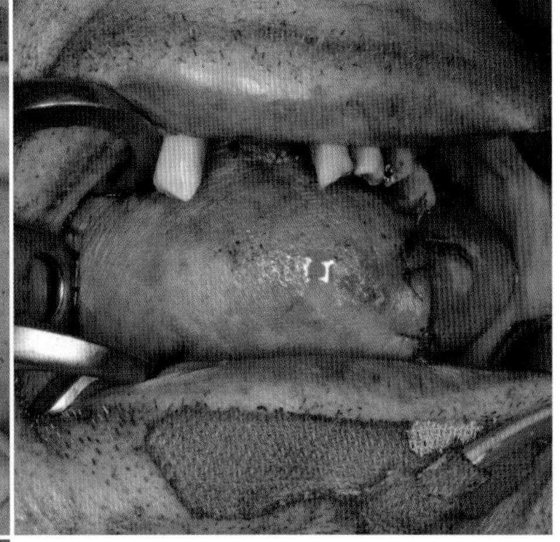
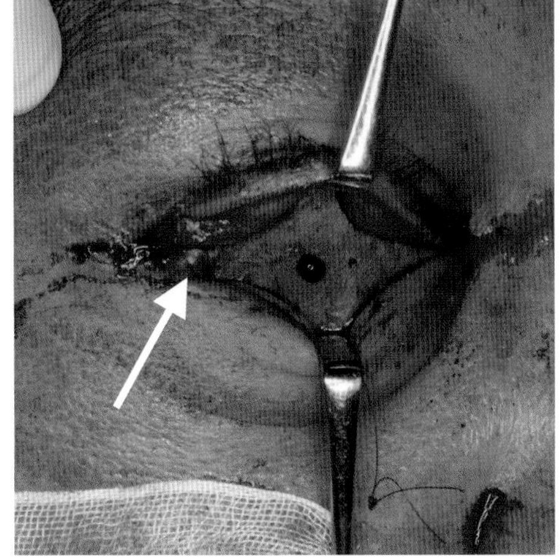

a | b
c |

図 5.
術後皮弁鬱血の例
a→c の順で進行し，救済が難しくなるため早期の対応が必要である．
a：皮弁鬱血の初期．皮弁の一部に紫斑．
b：皮弁全体が軽度暗赤色となる．
c：皮弁全体のうっ血，水疱(矢印)形成
(文献 7 より改変)

るが，可能な限り早く再手術を行うため，手術申し込みも同時に行っており早期の対応が皮弁救済につながる(図 5)．

術後抗凝固療法に関しては行われている施設が多い[10]．筆者も抗凝固作用を持つヘパリン投与を以前は行っていたが，現在は皮弁生着や合併症に有意差がないことが報告されており[11)12]，ルーチンには行ってはいない．しかし，ヘパリンの皮弁切離前のボーラス投与があったという報告もあり[13]，術中血栓や動脈硬化などで問題のあった症例に限っては術中 5,000 単位，術後は 1 日量 1 万単位程度で行っている．

末梢血管拡張効果・赤血球変形能亢進作用のあるプロスタグランジン E_1 も術後持続投与が行われているが頭頸部においては効果がないという報告[14]や整形外科領域でも同様の報告[12]がある反面，効果を認めている報告[13]があり，評価が一定しない．効果がないという報告[14]も術中の動脈硬化，血管損傷，術中血栓や皮弁の血流不安定時には使用しており，全ての症例に使用する必要はないが，問題のある症例には有用と考えている．使用する量が 1 日 120 μg と低血圧麻酔に投与する程度の量で出血などの合併症を引き起こす可能性も少ないため実際には使用することも多い．大きな合併症である血管炎予防のため，中心静脈の入っている症例には 1 日量 120 μg を 2～3 回に分けて持続投与で使用したり，静脈炎が少ない持続時間の長い Lipo PGE_1 10 μg のワンショット静注を 1 日 1 回行っている．

ウロキナーゼによる術後抗凝固療法も以前は行われていたが術後出血の増加などのため，ルーチンには行っていない．皮弁内血栓が疑われる再手術の時などに限って使用している．

術後体位による血管圧迫にも気を付ける必要が

ある．血管吻合時との吻合部の肢位や関節の状態などが変化し，圧迫・牽引・捻転されたり術後安定のためのシーネなどによる圧迫にも注意が必要である．我々は頭頸部再建時の気管カニューレ固定のストラップによる血管茎の圧迫を以前経験しており，現在は気管切開カニューレを糸で固定しストラップでの固定を避けるようにしている．

術後病床での創部の安静は血管吻合部位の安定のためにも必要であるが，その反面，迷妄や深部静脈血栓などの合併症も多い．

安静のため同一体位を取っていることも多く，褥瘡予防の体位変換なども重要である．近年は早期離床を行っても皮弁壊死率も変わらず，迷妄などの合併症を減少させるという報告もあり，早期の離床が推奨されている[15]．

参考文献

1）松田隼治，米津太志：【実は知らなかった！新たに学ぶ頭頸部再建周術期管理の10の盲点】併存疾患を見る 1）頭頸部癌患者における循環器疾患への対応．PEPARS．**168**：1-7，2020．

2）平石喜一郎：【実は知らなかった！新たに学ぶ頭頸部再建周術期管理の10の盲点】併存疾患を見る 2）頭頸部癌患者における糖尿病管理について．PEPARS．**168**：8-12，2020．

3）太田洋二郎：口腔ケア介入は頭頸部進行癌による再建手術の術後合併症を減少させる―静岡県立静岡がんセンターにおける挑戦―．歯科展望．**106**：766-772，2005．

4）笠井丈博ほか：腹部脂肪吸引後の muscle-sparing（MS-2）free TRAM flap による乳房再建の1例．日マイクロ会誌．**30**：128-135，2017．

5）関堂　充：【コツがわかる！形成外科の基本手技―後期臨床研修医・外科系医師のために―】初心者のためのマイクロサージャリー―基本技術と臨床上の注意点―．PEPARS．**88**：70-78，2014．

6）上田和毅ほか：頭頸部腫瘍尾切除後の遊離組織移植における術後血栓の検討．発症時期について．日マイクロ会誌．**13**：273-277，2000．

7）佐々木　薫ほか：頭頸部再建における発生時期からみた皮弁鬱血の予防と対処．日マイクロ会誌．**30**：108-115，2017．

8）Quraishi, H. A., et al.：Internal jugular vein thrombosis after functional and selective neck dissection. Arch Otolaryngol Head Neck Surg. **123**：969-973, 1997.

9）Sasaki, M., et al.：Disappearance of internal jugular vein thrombosis after use of edoxaban following head and neck reconstruction：a case report. J Surg Oncol. DOI：10.31487/j.JSO.2020.01.08

10）Glicksman, A., et al.：1457 years of microsurgical experience. Plast Reconstr Surg. **100**：355-363, 1997.

11）Chen, C. M., et al.：Is the use of intraoperative heparin safe? Plast Reconstr Surg. **121**：49e-53e, 2008.

12）松末武雄：遊離組織移植における抗血栓療法は必要か？．日マイクロ会誌．**32**：157-162，2019．

13）山脇聖子ほか：頭頸部腫瘍切除後再建における術中皮弁切離前からの抗凝固療法の有用性について．日マイクロ会誌．**21**：374-379，2008．

14）田中顕太郎ほか：遊離組織移植後のプロスタグランジンE_1の投与と移植組織の生着に関する検討．日マイクロ会誌．**20**：332-338，2007．

15）中川雅裕ほか：マイクロサージャリー術後のベッド上安静は必要か？　頭頸部癌．**35**：412-415，2009．

PEPARS No.191：71-78, 2022

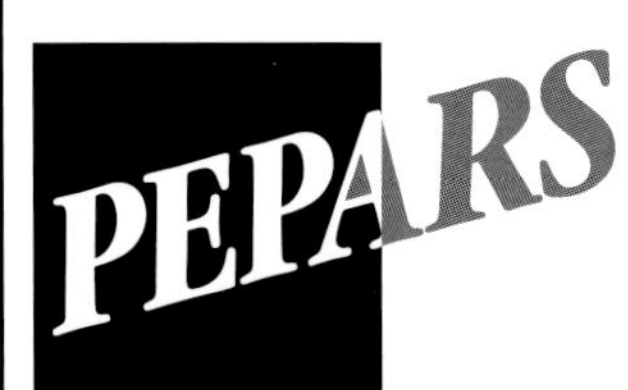

◆特集／こんなマニュアルが欲しかった！形成外科基本マニュアル[2]

皮弁・穿通枝皮弁
―遊離皮弁ポケットマニュアル―

前田　拓*

Key Words：遊離前腕皮弁(free radial forearm flap), 遊離腹直筋皮弁(free rectus abdominis musculocutaneous flap), 遊離広背筋皮弁(free latissimus dorsi musculocutaneous flap), 遊離前外側大腿皮弁(free anterolateral thigh flap), 遊離腓骨皮弁(free fibular flap), 遊離肩甲骨弁(free scapular flap)

Abstract　再建外科とは，様々な原因によって失われた機能や整容を回復させることを目的とした外科的治療法である．本来の自分を取り戻し，生活の質“Quality of life”の向上を目指す領域である．

これらの外科的手法を行うために，① 遊離組織移植(皮膚，骨，軟骨，筋膜など)，② 局所皮弁，③ 有茎皮弁，④ 遊離皮弁，⑤ 人工物(プレートなど)がその再建材料として使用可能である．特に 1980 年代から発展したマイクロサージャリーの登場以降は，様々な新しい皮弁が開発され，個々の症例に応じた再建法の選択が可能となっている．

その一方で，開発から現在まで選択される代表的な皮弁が複数存在し，マイクロサージャリーの初心者にとってまず習得すべき皮弁と言える．本稿では，これらの代表的な遊離皮弁を，図説を用いて解説し，これからマイクロサージャリーを習得しようとする形成外科医が各皮弁ごとの特徴を容易に把握できることを目指す．

はじめに

1965 年に世界で初めてマイクロサージャリーの技術を用いて切断指を再接着することに成功した．1980 年代に入ると様々な遊離皮弁術が開発された．その後さらに技術革新が進み，現在では穿通枝皮弁やリンパ管静脈吻合といった 0.5 mm 以下のスーパーマイクロサージャリーの技術が可能となり，さらなる皮弁の開発が進んでいる．その一方で，代表的な皮弁が存在し，遊離前腕皮弁，遊離前外側大腿皮弁，遊離腹直筋皮弁，遊離広背筋皮弁，遊離腓骨皮弁，遊離肩甲(骨)皮弁などは 1980 年代以降に開発され，今現在も頻用される皮弁である．

* Taku MAEDA，〒060-8638　札幌市北区北 15 条西 7 丁目　北海道大学大学院医学研究院形成外科学教室，講師

本稿では特に，遊離皮弁の基本的事項を習得することを目指し，これらの皮弁がどのような特徴を有し，実際にどのように挙上するのかについて，容易に確認，理解できるようなポケットマニュアルのような位置づけとなるようにしたい．

遊離前腕皮弁(図 1)

1982 年に Song らにより報告された前腕屈側の皮膚へと至る橈骨動脈の穿通枝を栄養血管とする筋膜弁である[1]．

1．特　徴

利　点

- 薄くて軟らかくしなやかな皮弁である．
- 血管茎が太くて長い(12～15 cm まで)．血行が非常に安定している．
- 静脈系が 2 系統ありそれぞれを静脈吻合することで静脈血栓を生じたとしても救済率が高い．
- 頭頸部の腫瘍切除と同時に挙上可能

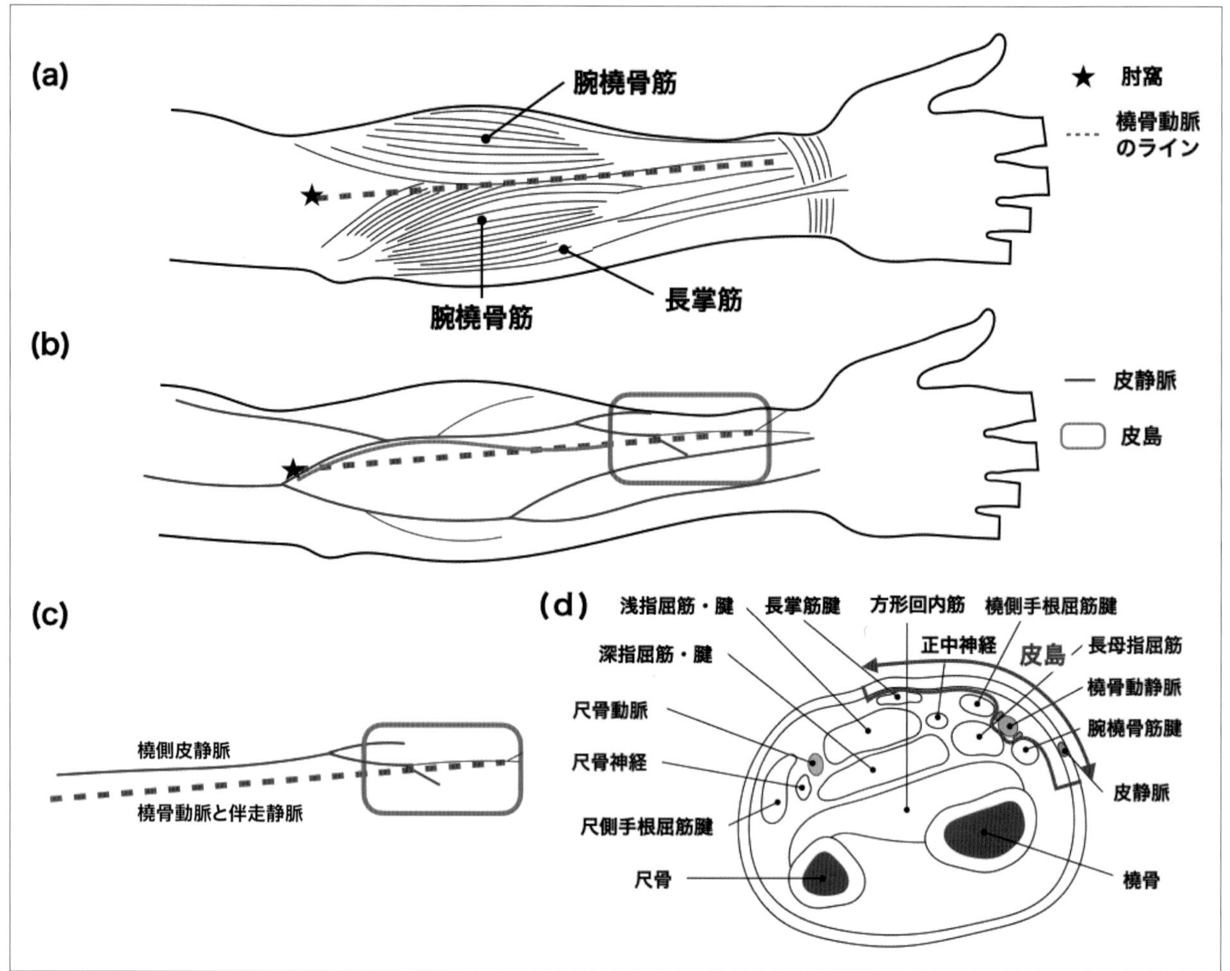

図 1．橈骨動静脈と皮静脈を栄養血管とする遊離前腕皮弁

欠　点

- 皮弁採取部に皮膚移植を必要とする．
- 前腕の主要動脈である橈骨動脈を犠牲とする．
- 術後に母指基部の知覚異常を認めることが多い(橈骨神経浅枝の麻痺)．

2．適　応

上記特徴のために組織量を必要としない部位であれば全身の再建に用いることが可能である．口腔・咽頭・顔面・陰茎などの再建に特に適する．

3．解　剖

肘窩で上腕動脈から分岐し，橈側反回動脈を分岐した後に橈側手根屈筋と腕橈骨筋の間を走行する橈骨動脈を栄養血管とする．還流静脈としては橈骨動脈の伴走静脈と橈側皮静脈がある．

4．挙上方法

① 術前に Allen テストを行う．

② 前腕屈側の末梢1/3に橈骨動静脈と橈側皮静脈を含むように皮弁をデザインする(図 1-b)．

③ 収縮期血圧＋150 mmHg(上肢の場合)のターニケット駆血下に手術を行う．

④ 皮島の周囲を切開し橈側皮静脈を皮弁に含める．

⑤ 末梢で橈骨動脈と伴走静脈を切離する．

⑥ 筋膜下で皮弁を挙上する．

⑦ 橈骨神経の浅枝(複数本ある)は可能な限り温存する．

⑧ 中枢で若干の脂肪組織を付着させ橈側皮静脈を確保する．

⑨ 近位で橈側手根屈筋と腕橈骨筋の間を走行する橈骨動静脈を確保する．

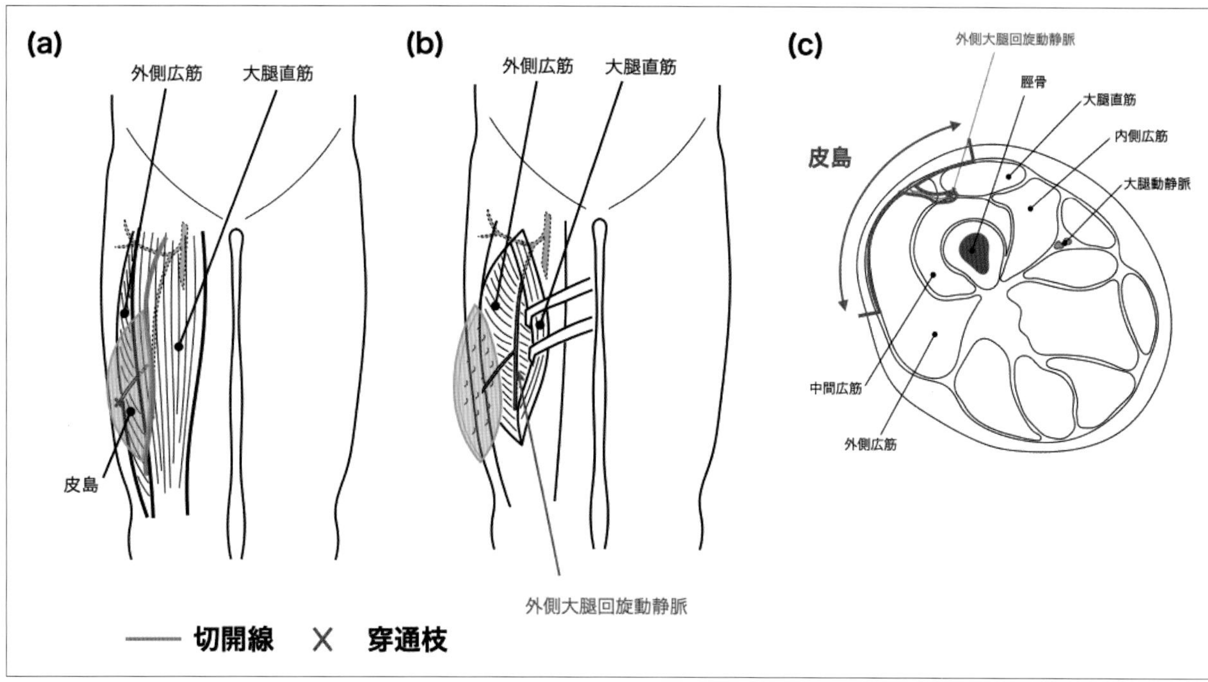

図 2. 外側大腿回旋動静脈を栄養血管とする遊離前外側大腿皮弁

遊離前外側大腿皮弁(図 2)

1984 年に Song らによって外側大腿回旋動脈の下行枝から分岐する穿通枝によって栄養される皮弁として報告された[2].

1．特　徴

利　点

- 血管茎が太く長い.
- 血流が豊富で大きい皮弁が採取可能
- 皮弁採取部の犠牲が比較的少ない.
- 外側大腿皮神経を含めることで知覚皮弁として使用できる.
- 頭頸部の腫瘍切除と同時に挙上可能

欠　点

- 骨や軟骨を含めて挙上することができない.
- 血管の解剖学的バリエーションが多い.

2．適　応

- 硬性組織再建を必要としないほぼすべての頭頸部再建症例に適する.
- 皮弁サイズを大きく取ることが可能であり外傷による広範な四肢の欠損にも適する.
- 頭頸部のプレート再建時に筋膜でプレートをラッピングできる.
- 大腿筋膜を用いて強固な胸壁・腹壁再建が可能である.

3．解　剖(図 2-a，b)

深大腿動脈から分岐する栄養血管である外側大腿回旋動脈の下行枝は基本的に大腿直筋裏面の筋間を走行する．その後外側広筋と大腿直筋の筋間を走行する筋間穿通枝，または外側広筋を貫く筋肉内穿通枝(こちらが約 85%)を分岐し皮膚を栄養する．静脈は基本的に動脈に 2 本走行する.

4．挙上方法

① 術前にカラードプラーを用いて穿通枝の位置を確認しておく.
② 穿通枝を含めてデザインする.
③ 内側を大腿筋膜まで切開する.
④ 筋膜下に外側へ剝離を進め穿通枝を直接確認する.
⑤ 中枢で大腿直筋裏面の筋間を走行する外側大腿回旋動脈の下行枝を確認し，穿通枝との位置関係を把握する.
⑥ 最終的なデザインを決め，皮弁外側を大腿筋膜まで切開する.
⑦ 穿通枝を剝離し，血管を中枢まで追い，外側大腿回旋動脈の下行枝を確保する.

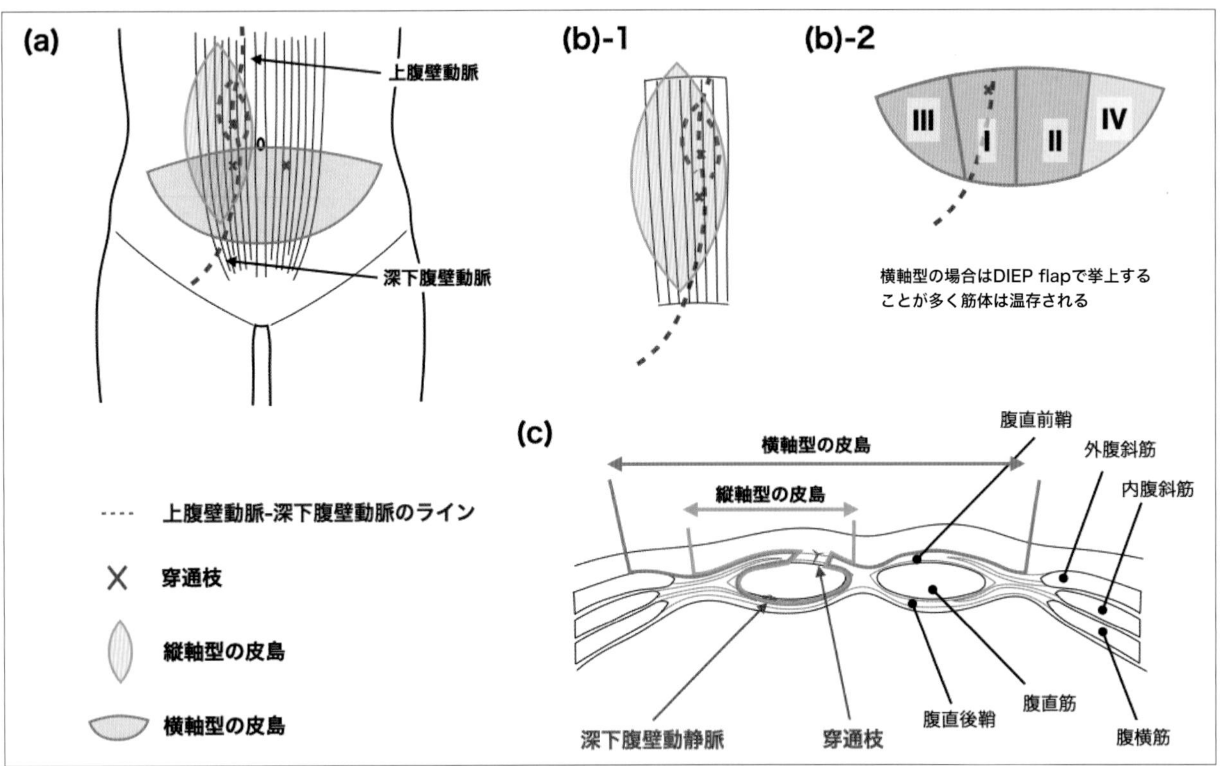

図 3. 上腹壁―深下腹壁動静脈を栄養血管とする腹直筋皮弁

遊離腹直筋皮弁(図 3)

内胸動脈の末梢枝である上腹壁動脈と外腸骨動脈から分岐する下腹壁動脈を栄養血管とする筋皮弁である. 1982年にはHartrampfらによって横軸型腹直筋皮弁を乳房再建に応用した報告がなされた[3].

1. 特　徴

利　点

- 血管茎が長く太く, 解剖学的に安定している.
- 筋体を採取するため皮弁の厚みがあり深い欠損の充填に有用である.
- 縦軸型や横軸型など皮島のデザインの自由度が高い.
- 筋体を採取しない深下腹壁動脈穿通枝皮弁(deep inferior epigastric artery perforator flap ; DIEP flap)としても挙上可能(この場合に横軸型をとることが多い).

欠　点

- 腹部正中に手術痕がある場合には採取できる皮弁のサイズに制限がある.
- 高度肥満症例では使用しにくい.
- 術後腹壁弛緩や瘢痕ヘルニアが合併症として起こり得る.

2. 適　応

頭頸部再建では舌(亜)全摘や上顎洞がんなどの, 欠損が比較的大きい症例に特に有用である. また下顎再建時にプレートを使用する場合に腹直筋でプレートをラッピングできる.

3. 解　剖

深下腹壁動脈は鼠径靭帯近傍で外腸骨動脈から分岐して上内方に走行し腹直筋裏面を走行して, 内胸動脈の末梢枝である上腹壁動脈に移行する(図 3-a). 弓状線付近で筋肉内に入り, 筋肉内に入った血管はその後腹直筋前鞘を貫き穿通枝を分岐する.

横軸型皮弁として用いる場合には Zone 分類が重要であり, 特に Zone Ⅳは血流が悪い(図 3-b-2).

4. 挙上方法(縦軸型の場合)

① 全周性に皮膚切開し, 深筋膜まで達する.
② 皮弁下筋膜上で剝離を進め穿通枝を含む前鞘を付けて, 深筋膜を切離する.

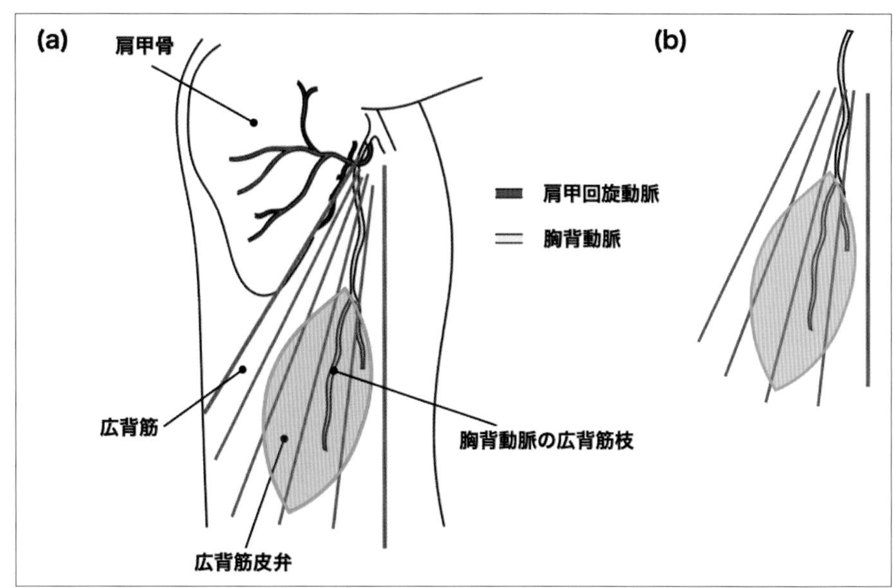

図 4.
胸背動脈からの枝の栄養血管とする広背筋皮弁

③ 頭側で筋肉を切離する.
④ 後鞘上で腹直筋を剝離し, 筋肉裏面で深下腹壁動静脈を確保する.
⑤ 末梢で筋肉を切離する.

遊離広背筋皮弁(図 4)

腋窩動静脈から分岐する肩甲下–胸背動静脈を血管茎とする血行の安定した筋皮弁である. 1976年に Baudet らが報告した 2 例のうちの 1 例が最初の報告とされる[4].

1. 特　徴

利　点

- 主な栄養血管である胸背動脈の走行が安定している.
- 挙上が容易である.
- 皮弁採取後の機能障害が少ない.
- 比較的大きいサイズの皮島を採取可能である.
- 肩甲下動脈を栄養血管とする他の皮弁との連合皮弁として利用できる.
- 肋間動脈の穿通枝を栄養血管として逆行性皮弁としても挙上できる.

欠　点

- 皮膚のしなやかさに欠ける.
- 皮弁採取部に浸出液が長期間に渡り貯留することがある.
- 基本的には側臥位での挙上が必要であり頭頸部がんの切除と同時に皮弁を挙上できない.
- 軽度であるが皮弁採取後に上腕の内転, 伸展, 内旋障害が見られる.

2. 適　応

- 有茎皮弁としての rotation arc が広く, 頸部より上では口腔底, 口蓋, 頭蓋底まで, 上肢では肘関節まで, 体幹では同側および対側胸壁まで届くために上半身の比較的大きな欠損に有用である.
- 血流の豊富な筋肉を有し, 組織量が多いことから感染組織の死腔充填に有用である.
- 筋体が広く薄くしなやかであり, 複雑な形態の骨の露出を伴う潰瘍に特に有用である.
- 欠損の大きい頭頸部再建症例にも適する.

3. 解　剖

腋窩動脈から分岐した肩甲下動脈はまず肩甲回旋動脈を分岐し, 胸背動脈となる. 胸背動脈は前鋸筋を栄養する前鋸筋枝, 広背筋を栄養する広背筋枝, 肩甲骨下角近傍を栄養する angular branch に分かれる(図 4-a では胸背動脈の広背筋枝のみ記載).

4. 挙上方法

① 皮弁を全周性に皮切し筋肉まで達する.
② 前方で前鋸筋を同定し, 広背筋の前縁を出す.
③ 末梢で広背筋を切離し, 皮弁を挙上していく.
④ 広背筋裏面に入る胸背動静脈を確認する.
⑤ 中枢では広背筋付着部近傍で広背筋を切離し, 胸背動静脈を確保する.

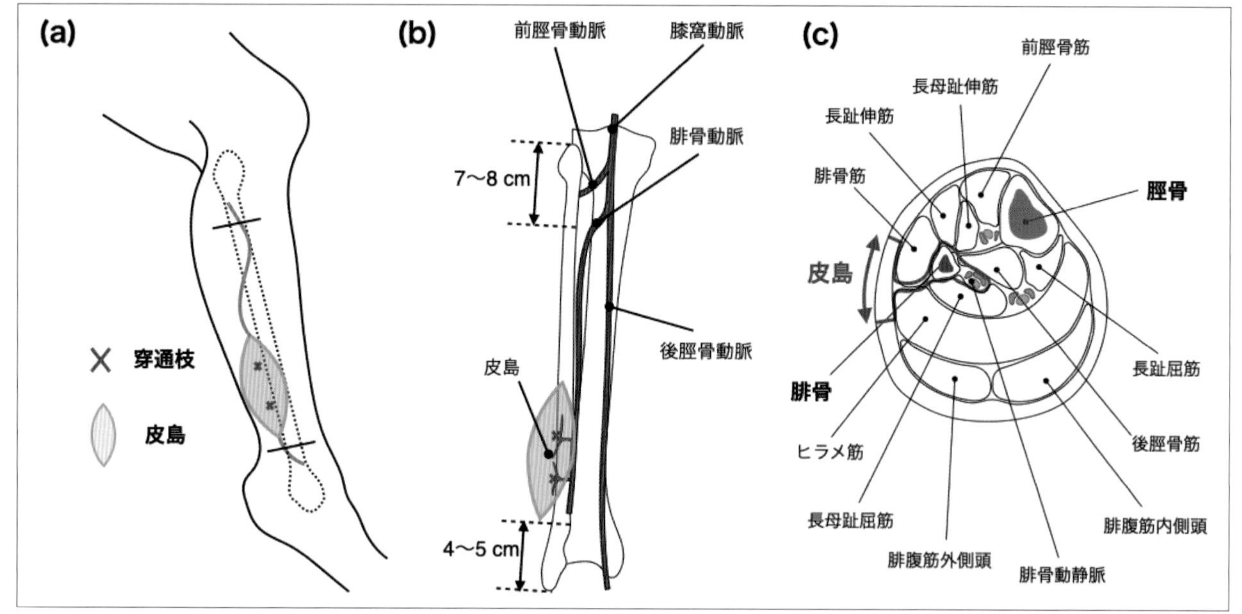

図 5. 腓骨動脈からの枝を栄養血管とする腓骨皮弁

遊離腓骨皮弁(図 5)

腓骨動静脈を主な栄養血管とし，腓骨と腓骨動脈の穿通枝で栄養される骨(皮)弁である．1975 年に Taylor ら[5]が，下肢の開放骨折に対して本皮弁で再建を行った．

1．特　徴

利　点

- 骨が長く，約 25 cm の長さの骨を採取可能(3/4 長の下顎骨の再建が可能)
- 皮質骨が厚い(骨結合型インプラントの植立に適する)
- 皮弁が薄くしなやか
- 腓骨をいくつかの(小さな)骨片に分け，組み直すことが比較的容易
- 頭頸部の腫瘍切除と同時に挙上可能

欠　点

- 長い再建骨が必要である場合には pedicle の長さが短くなる．
- 骨と皮弁の自由度が小さい．
- 皮弁が薄く欠損の大きい症例には適さない．
- ドナー部(皮弁挙上部)に基本的に遊離皮膚移植が必要
- Peripheral arterial disease(PAD)症例では使用できない．

2．適　応

頭頸部領域において，下顎骨再建に広く普及し，上顎頬部，歯槽部の硬性組織再建にも適応可能．頭頸部の硬性組織再建の代表的な再建材料として，肩甲骨，腸骨，橈骨，肋骨などとともに普及している．

3．解　剖(図 5-a，b)

膝窩動脈が前脛骨動脈を分岐した後に腓骨動脈と後脛骨動脈に分かれるが，腓骨動脈は腓骨の後深部に沿って走行し，前方では後脛骨筋に，後方では長母趾屈筋によって囲まれる．腓骨動静脈は，腓骨の骨髄枝，骨膜枝および皮膚への穿通枝を分岐する．この穿通枝を含むように皮島をデザインする．

4．挙上方法

① ターニケット駆血下に手術を行う．
② 皮弁の前縁から切開する．
③ 筋膜下に入り後方へ剝離を進め，穿通枝を同定する．
④ 皮弁の後縁を切開し裏からも穿通枝を同定する．
⑤ 長短腓骨筋を腓骨から切離する．
⑥ その奥の長趾伸筋・長母趾伸筋を切離し脛骨と腓骨の骨間膜を確認する．
⑦ 近位と遠位で腓骨を離断する．

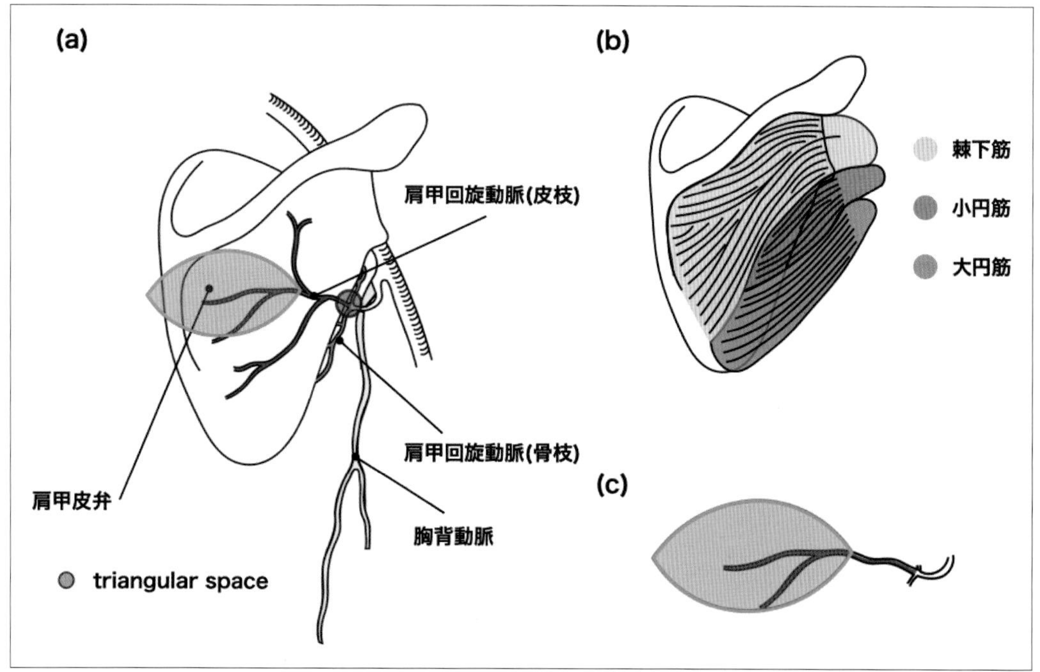

図 6. 肩甲回旋動脈(皮枝)からの枝を栄養血管とする肩甲皮弁と肩甲骨背側面の筋肉

⑧ 末梢で腓骨動静脈を処理する.
⑨ 骨間膜を切離し, 後脛骨筋を切離する. その下に腓骨動静脈が位置する.
⑩ 後面からアプローチし長母趾屈筋を切離する.
⑪ 中枢で腓骨動静脈を確保する.

遊離肩甲(骨)皮弁(図 6)

肩甲下動脈から分岐する肩甲回旋動脈を栄養血管とする皮弁である. 1982 年に Gilbert らが遊離肩甲皮弁についての臨床報告を行った[6].

1. 特　徴

利　点

- 皮弁, 骨弁ともに血流が豊富であり, また胸背動静脈の角枝の分岐部位をのぞけば解剖学的変異が少なく, 信頼性が高い.
- 一対の動静脈で皮弁と骨弁を同時に挙上できる. 皮弁のデザインを工夫することで自由度の高い配置が可能である.
- 皮弁採取部位に毛が少なく, 露出部への移植再建材料として有用である.
- 採取部が衣類で隠れやすい.

欠　点

- 基本的に体位変換が必要である.
- 採取可能な骨の長さに制限がある.
- 腓骨に比べ骨の高さはあるが幅が短い.

2. 適　応

頭頸部, 四肢の外傷や腫瘍摘出による軟部組織欠損を伴う骨欠損症例がよい適応となる. 四肢再建では, 骨弁の大きさ(長さ 15 cm 程度)で適応に制限がある.

3. 解　剖

A. 皮弁の栄養血管(図 6-a)

腋窩動脈から皮弁の血管柄中枢である肩甲下動脈が分岐し, さらに肩甲回旋動脈と胸背動脈に分かれる. 肩甲回旋動脈は肩関節窩直下で肩甲骨外側縁に入る骨枝を出した後, 大円筋・小円筋・上腕三頭筋長頭で形成される内側腋窩隙(triangular space)を通って皮枝を出す.

B. 骨弁の栄養血管と骨弁のデザイン(図 7)

内側腋窩隙を通る前に分岐する肩甲回旋動脈骨枝は肩甲骨外側縁(腋窩縁)から入り栄養する. この骨枝を含むことにより肩甲骨外側縁の骨弁を採取可能である.

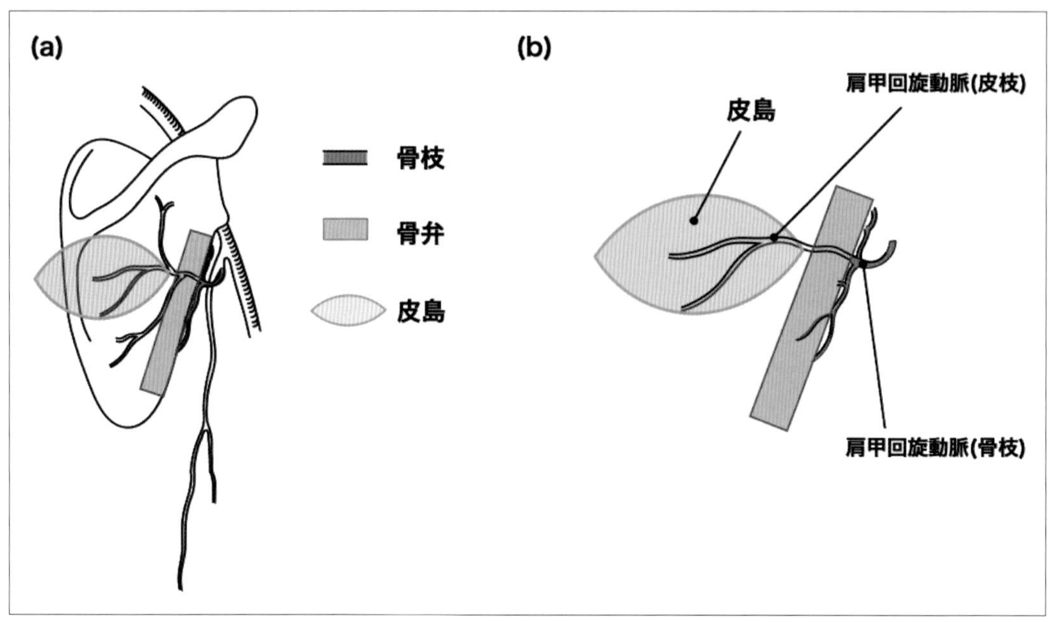

図 7. 肩甲回旋動脈(骨枝)を栄養血管とする肩甲骨皮弁

4．挙上方法

A．肩甲皮弁

① 側臥位とする．

② 正中から外側へ向かって棘下筋の筋膜下で剝離を進める．

③ 皮弁裏側で 1～2 mm の太さの肩甲回旋動脈皮枝を確認し，肩甲骨外側縁へ達する．

④ Triangular space へ向かって筋膜下に剝離を進める．皮枝を皮弁裏面に確認できたら，残りの皮膚切開を行い，皮弁全体を筋膜下で剝離し，血管茎を追い triangular space へ入る．

⑤ 肩甲回旋動脈を確認し，腋窩動静脈に向かって剝離を進め，肩甲下動脈を確保する．

⑥ 骨弁を含めない場合には triangular space 深部で骨枝を処理する．

B．肩甲骨弁

① 肩甲皮弁の①～⑤までの操作を行う．

② 骨枝を温存し，肩甲骨外側で大円筋，小円筋を切離する．

③ 肩甲骨の骨切りラインで筋肉を処理し骨膜まで達する．

④ 骨切りを行う．

⑤ 裏面に付着する肩甲下筋などを切離して骨弁を採取する．

参考文献

1）Song, R., et al.：The forearm flap. Clin Plast Surg. **9**：21-26, 1982.

2）Song, Y. G., et al.：The free thigh flap：a new free flap concept based on the septocutaneous artery. Br J Plast Surg. **37**：149-159, 1984.

3）Hartrampf, C. R., et al.：Breast reconstruction with a transverse abdominal island flap. Plast Reconstr Surg. **69**：216-225, 1982.

4）Baudet, J., et al.：Successful clinical transfer of two free thoraco-dorsal axillary flaps. Plast Reconstr Surg. **58**：680-688, 1976.

5）Taylor, G. I., et al.：The free vascularized bone graft. A clinical extension of microvascular techniques. Plast Reconstr Surg. **55**：533-544, 1975.

6）Gilbert, A., Teot, L.：The free scapular flap. Plast Reconstr Surg. **69**：601-604, 1982.

PEPARS No.191：79-93, 2022

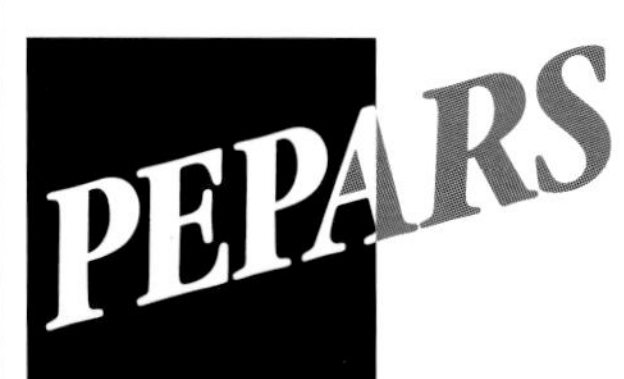

◆特集／こんなマニュアルが欲しかった！形成外科基本マニュアル[2]

乳房再建術
―マスターすべき3つの基本手術とピットフォール―

佐武利彦[*1]　武藤真由[*2]　葛城遼平[*3]
角田祐衣[*4]　松井恒志[*5]

Key Words：乳房再建術(breast reconstruction), 組織拡張術(tissue expansion), シリコンブレストインプラント(silicone breast implant), 広背筋皮弁(latissimus dorsi musculocutaneous(LDMC)flap), 深下腹壁動脈穿通枝皮弁(deep inferior epigastric artery perforator(DIEP)flap)

Abstract　現在, 乳房再建の多くは人工物再建であるが, BIA-ALCL などの問題もあるため, 術後は長期的なフォローアップが必要である. 一方で, 自家組織では DIEP flap, 広背筋皮弁が多く用いられているが, 皮弁採取部の傷痕や変形, 血行障害などの合併症対策が重要課題である. 今後は新たに脂肪注入も選択肢の1つとして普及すると予想されるが, やはり丁寧な手術手技と, フォローアップが求められる. 乳房再建においては, 安全かつ安心して患者が治療を受ける状況が望ましい. 3つの基本手術について, 重要ポイントを示した.

はじめに

日本では年間で10万人が新たに乳癌と診断され, 女性が罹患する癌としては最多であり, 生涯で9人に1人が罹患する[1]. しかし乳癌の早期発見, 治療の進歩により良好な予後も見込める. 乳房の整容性に配慮して乳癌治療を行うことは, 患者の精神衛生上においても非常に重要である.

患者の希望に配慮しつつ, 乳癌手術後の欠損や変形の程度, 健側乳房の大きさと形態, 後療法などを考慮して, 乳房再建の選択肢を提示する必要がある. 近年では, 患者自らが治療の意思決定プロセスにおいて主体的に関わる shared decision making(SDM)という言葉をよく耳にするようになった[2]. 乳癌治療だけでなく乳房再建に関する選択肢についても, 患者会, SNS, 患者向けテキストなど様々なツールを活用することができるようになっている.

乳房再建には, まず人工乳房を用いる再建, 自家組織を用いた再建があり, いずれも保険適用で実施できる. 一方, 自費診療でまだ普及していないが脂肪注入という新しい選択肢もある. これら複数の手術手技を駆使できれば, 様々な状況に対応することが可能となる. 形成外科医が乳房再建の基本として, 最初にマスターすべき3つの手術：組織拡張術・人工乳房挿入術, 有茎広背筋皮弁術(latissimus dorsi musculocutaneous(LDMC)flap), 深下腹壁動脈穿通枝皮弁(deep inferior epigastric artery perforator flap(DIEP))について述べる.

組織拡張術・人工乳房挿入術

1. 適　応

ティッシュ・エキスパンダー(tissue expander; TE)の適応は, 日本乳房オンコプラスティックサージャリー(JOPBS)学会ガイドラインにおいて, 「一次再建では原則として stage Ⅱ以下で皮

[*1] Toshihiko SATAKE, 〒930-0194　富山市杉谷2630番地　富山大学学術研究部医学系形成再建外科・美容外科, 教授
[*2] Mayu MUTO, 〒232-0024　横浜市南区浦舟町4丁目57番地　横浜市立大学附属市民総合医療センター形成外科, 招聘医師
[*3] Ryohei KATSURAGI, 富山大学学術研究部医学系形成再建外科・美容外科, 特命助教
[*4] Yui TSUNODA, 横浜市立大学附属市民総合医療センター形成外科, 助教
[*5] Koshi MATSUI, 富山大学学術研究部医学系乳腺科・甲状腺外科, 助教

膚浸潤，大胸筋浸潤や高度のリンパ節転移を認めない症例，遺伝性乳癌卵巣癌症候群に対するリスク低減乳房切除を希望する症例」とされている．当科では，術中にセンチネルリンパ節陽性で腋窩郭清となり，術後放射線照射を要することとなった症例では，個々の症例ごとに乳腺外科と協議した上で，術後に化学療法を行い，終了後にシリコンブレストインプラント(silicone breast implant；SBI)への交換または自家組織再建を施行し，後に放射線照射を行うこともある．二次再建ではJOPBS学会ガイドラインでは「大胸筋が残存し，放射線照射により皮膚の血行や弾力性が障害されていない症例」が適応とされている．当科では，照射後の二次再建患者には，できる限り自家組織再建を勧めている．皮下脂肪の厚みがあり，皮膚の血流障害を認めない患者では，二次二期自家組織再建のためにTEを挿入することもある．

SBIの適応は，JOPBS学会ガイドラインでは，「TEにより皮膚の拡張が十分できている症例」としている．放射線照射後の二次再建症例に対しては，前述した通りとしている．また，健側の下垂が強い症例では，左右の対称性を得ることが難しいため，乳房固定術や乳房縮小術を検討する，もしくは下着を装着した状態で合わせることを，事前に患者に説明した上で行っている．

2．BIA-ALCLについて

乳房インプラント関連未分化大細胞型リンパ腫(Breast Implant-Associated Anaplastic Large Cell Lymphoma；BIA-ALCL)は，乳房再建術や豊胸術でブレストインプラントを挿入したことにより生じる，T細胞性非ホジキンリンパ腫である[1]．他のALCLと異なり，多くの症例では緩徐に進行する．治療は初期であれば，インプラントの抜去と被膜の完全切除の局所治療のみで軽快し，予後は比較的良好とされているが，治療開始が遅れると化学療法や放射線治療を要し，死亡したとの報告もある[2)3]．現時点で原因は不明であるが，免疫反応，遺伝的要因，バイオフィルムなどの関与が疑われている．

このBIA-ALCL発症リスクの問題から，日本で唯一保険適用となっていたマクロテクスチャードタイプのSBIが，米国FDAの要請により2019年7月に自主回収，販売停止となった．現在ではBIA-ALCLの発生頻度が低いとされる，スムースタイプ，マイクロテクスチャードタイプのTEおよびSBIが使用できる状況である．BIA-ALCLは，その発生頻度は異なるものの，どのTE/SBIにおいても起こり得るため，1年に1回の定期診察および超音波検査，2年に1回のMRI検査が推奨され，また自己健診の啓蒙がされている．

3．TEの選択と手術デザイン

最終的にSBIでの再建を希望する場合，TEの選択および手術が非常に重要である．まず立位で乳房形態を確認する．乳房形態の全体の印象が「丸い」のか，「横に幅広い」のか，「縦に長い」のか，その印象をもとに，TEのベースをどれにするかを選択する．ここで注意が必要なのが，乳癌の存在する位置，そして手術をする乳腺外科医の「手術の癖」である．例えば乳癌がAC領域に存在する場合は，上胸部の脂肪がより多く切除される，また腫瘍の場所に関わらず上胸部の脂肪を比較的多く切除する乳腺外科医もいるため，その場合は「縦長」ベースを選択する，など状況により判断する．ベースが決まったら，次に横幅を決める．乳房の皮下脂肪の厚さ，乳腺外科医が脂肪を多く切除する傾向にあるか，などを考慮し，患者さんの頭側から乳房を覗き込む目線で，胸郭の丸みと角度を意識して，乳房の幅を計測する．脂肪が厚く温存されることが予想される場合は，その分を差し引いて計測値とする．厚さに関しては，乳房形態全体の印象が，前に突出した「メリハリのある」形態であればプロジェクションが高いシリーズを，全体が平坦な「メリハリの少ない」形態であればプロジェクションが低いシリーズを検討する．ベースの形態，幅(これらにより高さも決まる)をもとに，厚さが決まるので，患者の側面から見た乳房と照らし合わせて，合っているかを確認し，総合的にTEサイズを選択する．迷う場合は，周辺のサイズを注文しておき，手術時に乳房の切除検体重量，温存された脂肪組織を確認して，最終的に決定する．

SBIの選択については，TEの選択および術後

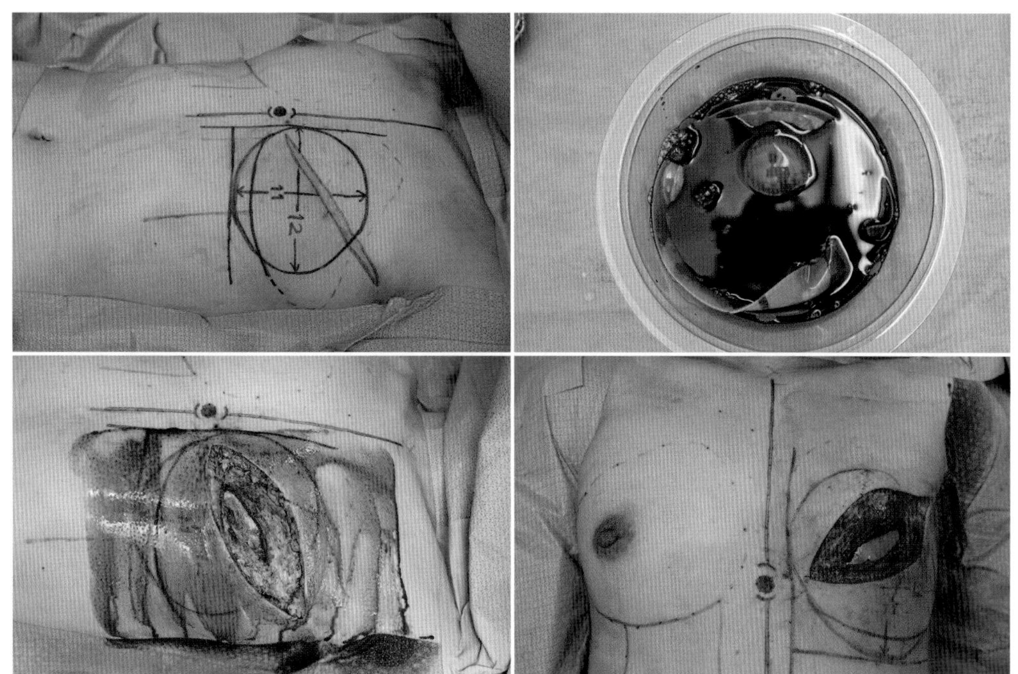

a | b
c | d

図 1.

a：TE手術開始直前：剝離範囲予定部をマーキングしている．NACの位置は立位でマーキングする．
b：TEのイソジン漬け：TEは挿入直前にイソジン液に浸す．
c：胸部皮膚の再消毒：患側胸部の皮膚をイソジンで再消毒する．
d：TE挿入後：TEを大胸筋下のポケット内に挿入した．

経過が良好であれば，健側と同等サイズとなった際の生理食塩水の量を記載しておき，また手術検体の重さや体積と合わせて，SBIを選択すればよいので比較的選びやすい．患者自身が，乳房外側が上腕に当たるのが気になる場合は，TEサイズより幅の狭いSBIを選択する，上胸部の凹みがある場合は，ベースの形態を縦長にするなど，現在のTEを基準に検討していく．

手術デザインは立位で行い，胸部正中，鎖骨，乳房下溝や乳房上縁となるラインをマーキングする．また，nipple-areola complex（NAC）の位置は臥位では頭側へ偏位するため，立位でのNAC位置を，胸部正中にマーキングする（図1-a，図2-b）．NSMの場合は正面から手術瘢痕が目立たないよう外側切開で，SSMの場合は横切開を基本の切開デザインとしている．

4．手術手技とピットフォール

A．TE挿入術

一次再建の場合，原則として大胸筋外側縁から大胸筋下を剝離し，二次再建の場合は，切開線の位置によっては，大胸筋をsplitし大胸筋下を剝離することもある．TEは頭側に偏位しやすいため，頭側はできるだけ剝離しすぎないように努める．尾側は皮下組織が多く残存している場合は大胸筋下から皮下へ，皮下組織の残存が少ない場合は，腹直筋前鞘下を剝離し，SBI再建予定の場合は，術前の乳房下溝線のマーキングより1〜2 cm程度尾側まで剝離する．外側は，前鋸筋上の脂肪組織が残存していれば前鋸筋筋膜下を，脂肪組織がない，もしくは前鋸筋筋膜の破綻がある場合は，前鋸筋分層下で剝離する．肥満の強い患者では，TE挿入後に，TE外側縁より側胸部の脂肪が膨隆することがあるため，その予防のために，側胸部の脂肪を浅筋膜上で剝離して脂肪弁を挙上し，TE挿入後に脂肪弁を前進させて前鋸筋に固定している（図3-a）．

全体の剝離が終了したら，創内を生理食塩水で洗浄し，昇圧して止血を確認する．TEをイソジンに浸し（図1-b），患側胸部の皮膚をイソジンで再消毒した後に（図1-c），TEを大胸筋下に挿入

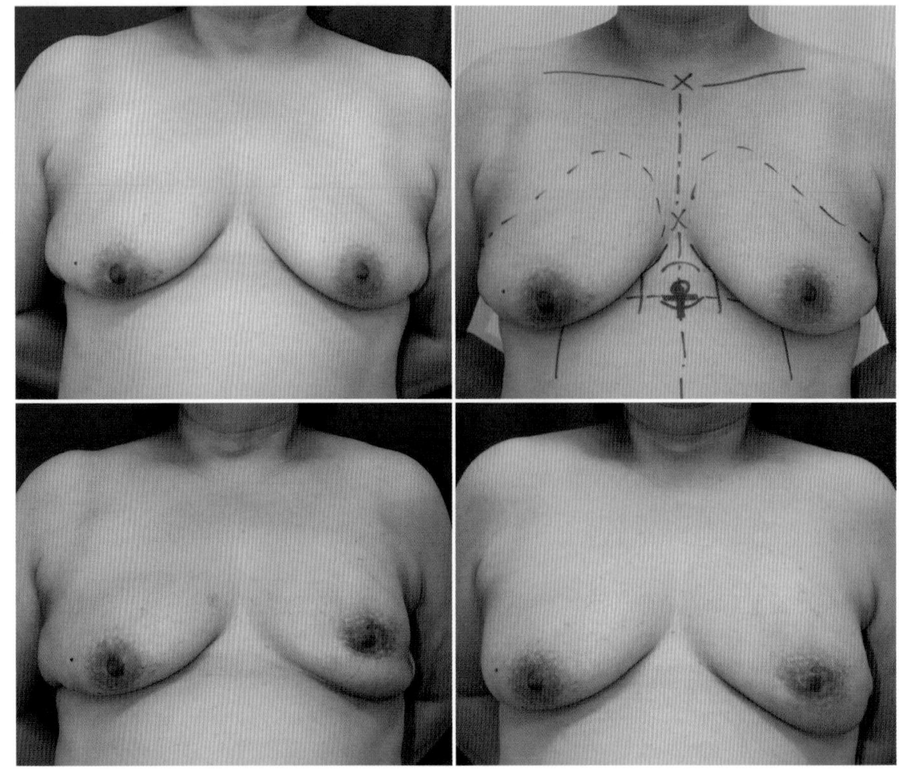

図 2.

a：初診時：左乳癌にて NSM＋SNLB 後の SBI による一次二期乳房再建を予定．SBI での再建を希望している．BMI 30 の肥満があり，Renault 分類 grade 1 の乳房下垂を認める．
b：術前デザイン：NAC の位置は臥位では頭側へ偏位するため，立位での NAC 位置を，胸部正中にマーキングする．
c：TE 挿入術後 1 年：乳房下溝線が健側より 2 cm 尾側に偏位あり，NAC の頭側偏位，TE 外側縁と側胸部に段差を認める．
d：SBI 挿入後 2 年：乳房下溝線，NAC 位置，TE 外側縁と側胸部の段差の改善を認め，下垂乳房が再建できており，左右対称である．

し，創部から視認できる部位でスーチャータブを最低 2 か所固定している(図 1-d)．持続陰圧式ドレーンを大胸筋下に 1 本，一次再建の場合は皮下に 1 本挿入する．

NSM の場合は，NAC の頭側偏位を予防するため，テーピングを行っている．NAC の位置が立位での健側と同じ位置になるよう，術前に胸部正中にマーキングした位置まで NAC を尾側に牽引してドレーンの陰圧を開始し，サージカルテープで固定する．術後に乳頭乳輪の色調を確認できるよう，乳輪は避けてテーピングする．その後に TE 内の生理食塩水を注入するが，初回は TE 容量の 50％程度を目安として注入している．

B．SBI 挿入術

SBI 手術で重要なのは，TE 挿入後にできる被膜のコントロールである．基本的には術後の出血，血腫予防から被膜の完全切除は行わず，必要と判断した部位の被膜切開を適宜行っている．下垂が強い乳房の場合は，TE を 2 cm 程度尾側に挿入するようにしており(図 2-c)，SBI 挿入時に乳房下溝線を形成する．TE を抜去し創内を洗浄後に，創内から乳房下溝線の作成予定部の被膜および浅筋膜を切開する．乳房下溝線の真皮直下と胸壁側の被膜を 3-0 モノフィラメント吸収糸で固定する．固定箇所は，乳房下溝線の最下点より外側に 3～4 か所行うことが多い．術中に座位で IMF の位置や NAC 位置を確認する．TE 挿入後に，TE 外側縁より側胸部の脂肪に膨隆を認める場合は，TE 挿入術で前述した方法と同様に脂肪弁を作成して修正する．SBI をイソジンに浸し，患

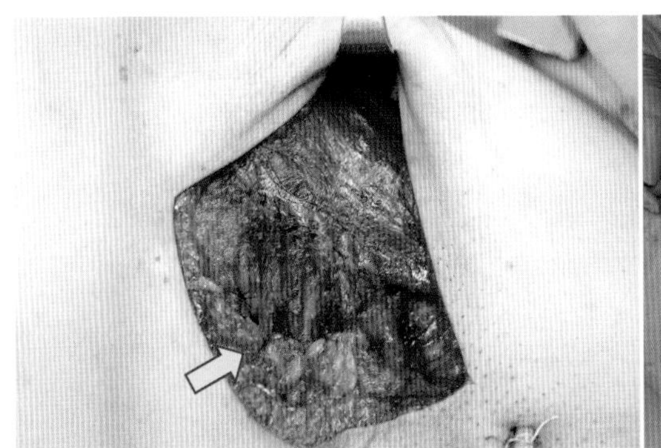
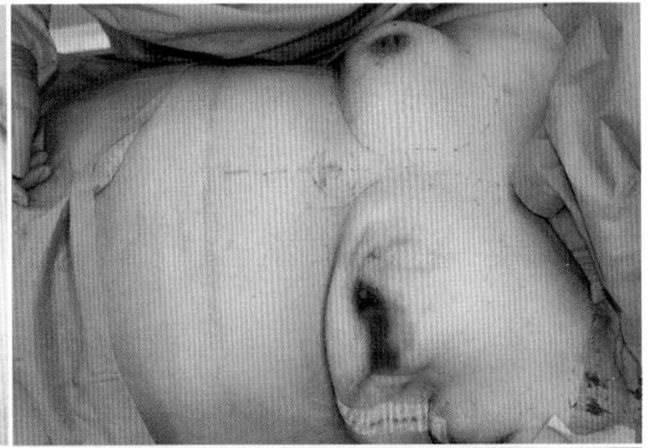
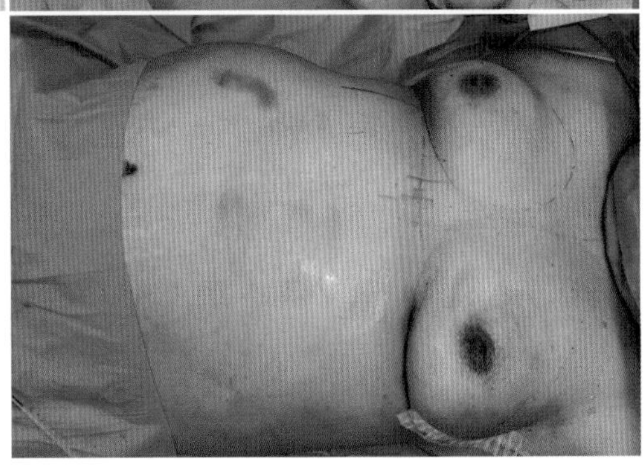

a	b
	c

図 3.
a：側胸部脂肪弁の前進：TE より外側の側胸部の膨隆を予防するため，側胸部の脂肪を浅筋膜上で剝離して脂肪弁を挙上し，前進させて前鋸筋に固定した(黄色矢印).
b：TE 挿入術創閉鎖後：NAC の位置が立位での健側と同じ位置になるよう，術前に胸部正中にマーキングした位置まで NAC を尾側に牽引してドレーンの陰圧を開始する.
c：SBI 挿入術創閉鎖後：乳房下溝線が深く形成されている.

側胸部の皮膚をイソジンで再消毒した後に，SBI を大胸筋下に挿入し，持続吸引ドレーンを大胸筋下に 1 本挿入し，閉創する．乳房下溝線が偏位しないよう，形成した乳房下溝線より尾側にサージカルテープをテーピングする.

5．術後管理

ドレーンは術後 3 日目以降に 30 ml 以下で 1 本ずつ抜去としている．ドレーン刺入部からの逆行性感染の懸念から 2 週間以上の留置は行わず，漿液腫となった場合は，TE/SBI を破損しないようにエコーガイド下で穿刺吸引を行う．TE 挿入術時に貼付した NAC の頭側偏位を予防するためのテーピングは，入院期間中の 1～2 週間は継続し，退院日に除去するようにしている．入院中に乳頭乳輪の色調が悪くなる傾向を認めた場合は，直ちにテーピングを除去する．SBI 挿入後の乳房下溝線の偏位予防のためのテーピングは，退院後も 2 週間は継続するよう指示している．TE への生理食塩水注入は，1～2 週間ごとに 40～80 ml 程度行い，最大容量または，健側よりやや大きめ程度になるまで注入している．放射線照射後の症例では皮膚の拡張に伴う発赤に注意しながら，少量ずつ注入を行い，皮膚の状況次第では健側より小さめで留めるようにしている.

TE/SBI の位置異常を予防するため，術後 10 日間程度の患側の肩運動の制限，重い物を持たないよう指示し，術後 2 か月間はバストバンドを装着するように指導している.

6．症　例

症例 1：左乳癌：NSM＋SNLB 後の SBI による一次二期再建

左乳癌にて NSM＋SNLB 後に，SBI による一次二期再建を予定．BMI 30 の肥満および Renault 分類 grade 1 の乳房下垂を認めた(図 2-a)．手術は乳房外側切開アプローチによる NSM とセンチネルリンパ節生検を行い，TE 挿入を行った．乳房検体の切除重量は 343 g であった．乳房下垂を認めるため，健側の乳房下溝線より 2 cm 尾側まで剝離し，大胸筋下・前鋸筋分層下にナトレル J133S-MV-13-T(アラガン)の TE を挿入した．術後の側胸部の脂肪の膨隆を予防するため，側胸部の脂肪弁を挙上し，前進させて前鋸筋に固定した(図 3-a)．NAC の位置が立位での健側と同じ位置になるよう，術前に胸部正中にマーキングした位置まで NAC を尾側に牽引してドレーンの陰圧を開始し(図 3-b)，サージカルテープで固定した．TE の生理食塩水は 440 cc まで注入し(図 2-c)，1 年後に SBI への入れ替え術を行った．乳房下溝線

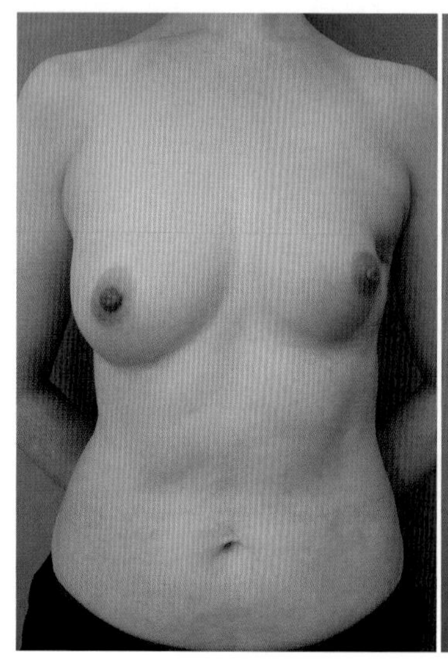
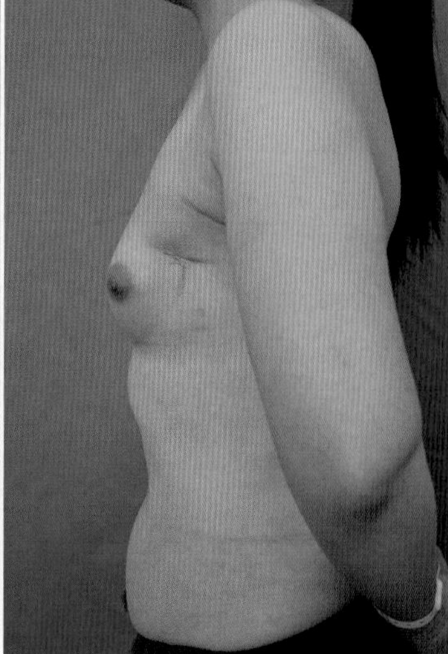
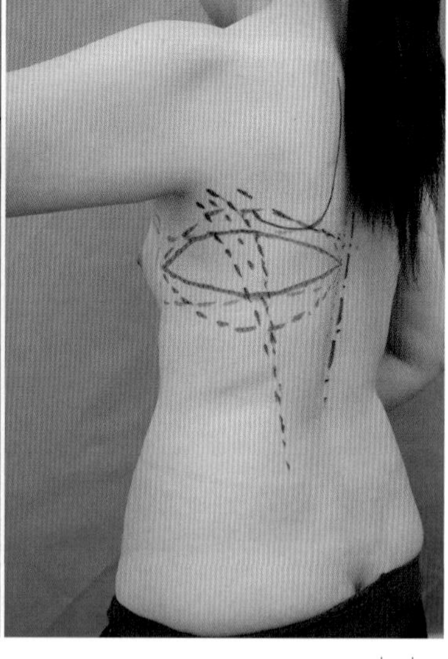

図 4. a|b|c

a，b：初診時：左乳癌に対する部分切除術とセンチネルリンパ節生検，放射線照射後である．CD区域の欠損，乳頭乳輪の外上方偏位を認める．
c：MS-LD flapのデザイン：乳房の下着のストラップ(緑色破線)に一致して，肩甲骨下角より尾側で横方向に，5×24 cmの皮島をデザインした(ピンク色実線)．上縁・下縁には脂肪弁をそれぞれ2 cm，4 cm含めた(ピンク色破線)．広背筋前縁(紫色破線)と脊柱(黒色一点線)も示す．

を前述の方法で形成し，側胸部の膨隆を改善させるため，TE挿入時同様，膨隆が目立つ部位の脂肪弁を挙上し，胸壁側の被膜に固定した．SBIはINSPIRAの445 ccを挿入した(図3-c)．術後2年経過し，左右対称で，下垂した乳房が再建できている(図2-d)．

広背筋皮弁による乳房再建

1．適応とバリエーション

自家組織による乳房再建では，背部は下腹部に次いで多く用いられる皮弁採取部である．

適応となるのは，① 妊娠・出産予定のある若年者，② 比較的乳房が小さく，③ 乳癌手術後の組織欠損が少ない症例：乳房部分切除術，全摘術ではnipple sparing mastectomy(NSM)，skin sparing mastectomy(SSM)など，④ Poland症候群などの症例である．近年では，背部の傷痕を目立たなくするために，内視鏡やロボット支援下に筋弁採取を行う[6]，広背筋弁に脂肪注入を併用してより大きな組織欠損の再建に用いる[7]，SBI再建で広背筋(皮)弁の併用により大胸筋前にSBIを設置するなどの改良[8]，工夫が行われている．

背部の幅広い筋体のみを採取する広背筋弁latissimus dorsi muscle(LDM)flap，背部皮膚も使用する広背筋皮弁LDMC flap，広背筋前縁の穿通枝のみで背部の皮膚皮下脂肪のみを用いる胸背動脈穿通枝皮弁(thoracodorsal artery perforator(TAP) flap)[9]，広背筋前縁から部分的に筋体を採取して，背部の皮膚皮下脂肪を再建に用いる筋体温存広背筋皮弁(muscle-sparing latissimus dorsi(MS-LD)flap)[10]などのバリエーションがある．

他のオプションとしては，① 自家組織による乳房再々建に遊離筋皮弁として用いる[11]，② 知覚皮弁として用いる[12]，③ 肋間動静脈や腰動脈の穿通枝を含めた連合皮弁とし移植範囲を拡大する[13]，などが挙げられる．

2．皮弁のデザイン

術前に立位でデザインする(図4-c)．筋体のみを採取するLDM flapでは，背部中央に広背筋線維に沿って並行に15 cm程の皮膚切開を置いて明視野に採取する方法が，安全かつ容易である．しかし術後に長い傷痕が残る．背部の傷痕を小さくする目的で，ライトガイド付き筋鈎，内視鏡，もしくはロボット支援下に筋弁採取を行う際は，乳

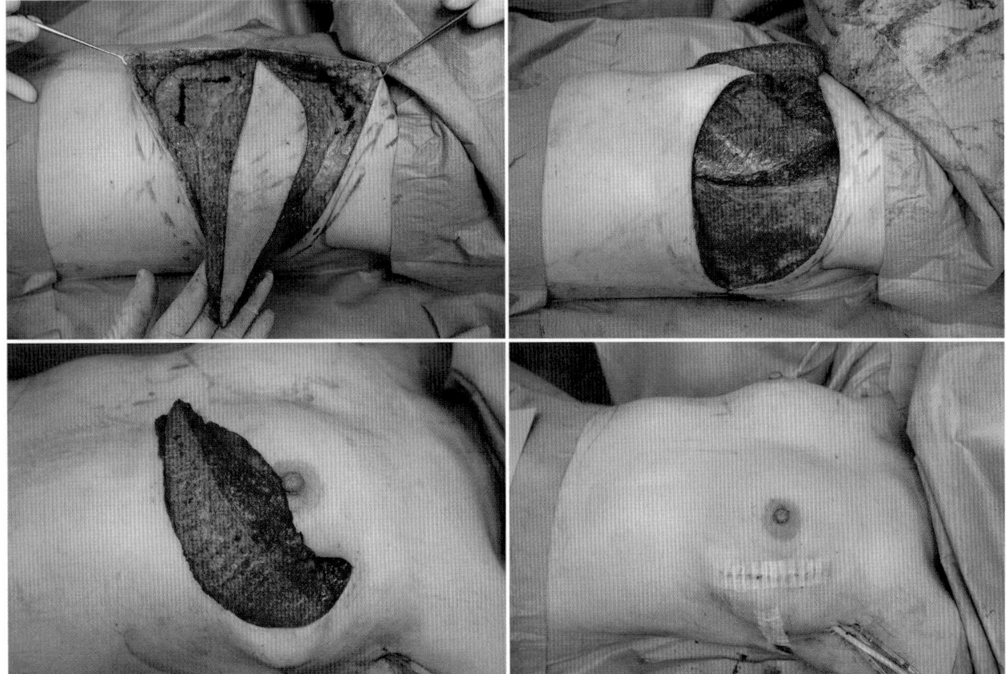

図 5.

a｜b
c｜d

a：皮弁挙上：右側臥位にて，皮弁を背部皮下および広背筋の深筋膜上で剝離した．左乳房の B 領域にも組織充填が必要なため，MS-LD flap として挙上(色素の実線が広背筋の切離線のデザイン)することとした．

b：広背筋切離：広背筋前縁部を切離した．血管柄は胸背動静脈の下行枝で，筋弁とともに胸壁側から剝離した．採取部の皮下にドレーンを留置した後に，背部の創閉鎖を行った．皮島は脱上皮した後に側胸部に仮固定した．

c：皮弁移動後：仰臥位に体位変換した．皮下トンネルを通して乳癌手術時の切開創から，MS-LD flap を前胸部に移動した．

d：創閉鎖後：皮弁を欠損部に固定した後に，胸部皮下と皮弁下を経由してドレーンを留置した．

房外側切開などの乳癌手術時の皮膚切開以外に，広背筋前縁や下縁に必要に応じて 2〜3 cm 程度の小さな補助切開を置く[14]．

LDMC flap の皮島デザインは，背部の皺に沿って内上方から外下方へ斜め方向の紡錘形か，もしくは広背筋の筋線維に並行に皮島をデザインしてもよく，乳房皮膚の欠損状況に合わせて自由に皮島の位置を配置できる．皮島の大きさは幅 6〜7 cm×長さ 17〜20 cm とする[15]．

TAP flap および MS-LD flap の皮島は，肩甲骨下角以下で，傍脊柱から乳房外側までの横軸方向の楕円形，大きさは幅 5〜6 cm×長さ 16〜24 cm，縫合創が下着のラインに一致するようにデザインする(図 4-c)．後腋窩襞から 8〜13 cm 下方で，皮弁の基部となる側胸部では，広背筋前縁から後方 5 cm までの部位に，胸背動静脈からの複数の穿通枝が存在する．手術前には MDCT にて穿通枝の位置を確認する．超音波カラードップラーにて穿通枝が広背筋から皮下に派生する部位を皮島内でマーキングする．

3．手術手技の要点とピットフォール

A．手術時の体位

患側を上側(健側を下側)とした側臥位をとる．側臥位とすることで，背部からの筋(皮)弁採取，胸部への移動，採取部の閉創までがスムースにできる．患側上肢は肩関節 90° 外転，肘関節 90° 屈曲位に固定する．背部と胸部を術野としたドレーピングを行う(図 5-a，b)．

B．筋皮弁の挙上法

LDM flap では，広背筋の表裏，内外側縁を，胸壁側と皮下側から剝離するが，内視鏡(ロボット)支援下アプローチの場合，背部尾側における

肋骨突出部での剥離操作が難しい．補助切開を適宜追加して，皮下および筋体をリフティングして術野を得ることで，剥離や血管の処理が容易となる．LDMC flap では，術後の採取部の変形，創縁壊死，治癒遅延などを回避するために，皮島の幅を 6 cm 以上に広く採取しない，深筋膜上の脂肪を広範囲に含めないことが重要である．広背筋の術後の廃用性萎縮を考慮して，移植組織量は乳房の切除量の 10～20％増しで採取する．しかし組織を採り過ぎることで，背部のつっぱり感，違和感を訴えることがあるため注意が必要である．広背筋と接する僧帽筋，大円筋，前鋸筋，外腹斜筋との境界を確認して剥離する，尾側の腰背筋膜上の脂肪織は辺縁からの出血が鬱血状を呈することも多く，術中 ICG 蛍光血管造影により血流を評価することが大切である．

C．乳房マウンドの作成

側胸部の皮下ポケットを経由して前胸部に移動したLDMC flap は，筋収縮による後戻り防止のため，大胸筋外側縁と広背筋を縫合固定する．筋皮弁の尾側を織り込んで乳房マウンドの下極を形成する．LDMC flap の背部皮膚の色調は，乳房皮膚とは明らかに異なる．皮島を乳房皮膚の再建に用いる場合，パッチワークが目立つことを術前に患者に説明しておく必要がある．また乳房と背部の皮膚の厚さは異なり，残存する乳房と筋皮弁の皮下脂肪の厚さも異なるため，創閉鎖の際には創縁に段差が残らないように注意しなければならない．

D．広背筋の切離と胸背神経の扱い

LDM flap，LDMC flap では胸背動静脈，胸背神経が広背筋に流入する部位よりも頭側で，筋体の停止部を剥離し，神経血管束を避けた状態で，広背筋を電気メスにて切離する[16]．胸背神経を切断すると筋体の萎縮が進み，数年でかなりのボリュームが減る．そのため通常，胸背神経は切断しない．稀ではあるが広背筋は術後に随意運動，不随運動により患者が違和感を訴えることがある．術前の患者への説明が重要である．

E．漿液腫の予防と管理

LDM flap，LDMC flap の採取部は持続吸引ドレーンを留置するが，抜去後に漿液腫となることが多い．通常は外来での穿刺で対応できるが，最近では皮下-胸壁間にキルティング縫合を行うことで漿液腫を予防するという報告も多い[17]．キルティング縫合を行う場合，ドレーン抜去時に絡まないように，縫合しなければならない．

F．脂肪注入との併用

LDM flap，LDMC flap のみではボリュームが少ない場合に，腹部や大腿部から吸引した脂肪を遠心分離した後に，広背筋弁や大胸筋内に脂肪注入を併用することも可能である[18]．脂肪注入は一期的に行うことも，二期的に行うことも可能である．

G．SBI 再建との併用

皮膚軟部組織欠損や，大胸筋が薄い症例，放射線照射例で，通常では SBI が適応とならない症例においても，大胸筋上に SBI を設置してその上を広背筋皮弁にて被覆して再建することが可能である[19]．

H．部分切除後の再建

広背筋前縁付近に含まれる穿通枝を複数本含めた TAP flap を，部分切除後の再建に用いることが可能である．乳房 C，D などの外側区域の欠損では，TAP flap の基部で複数の穿通枝を剥き出しにせずに，脱上皮した皮弁をターンオーバーして欠損部の充填に用いる．1 本の穿通枝のみを有茎で 180° 回転して移動する propeller perforator flap は，血管柄が容易に捻れるため危険である．乳房 E, B など内側区域に欠損が及ぶ場合は，TAP flap をターンオーバーしても届きにくい．穿通枝が皮下に派生する部分を含めて広背筋の前縁から切離し，MS-LD flap として胸背動静脈の外側枝を血管柄として前鋸筋上から剥離することで，皮弁を 180° 回転させ欠損部にも届きやすくなる．

TAP flap も MS-LD flap も皮弁遠位部の血行は不安定であり，その程度は個人差がある．必ず ICG 蛍光血管造影を行い染色が不良な部分は切除

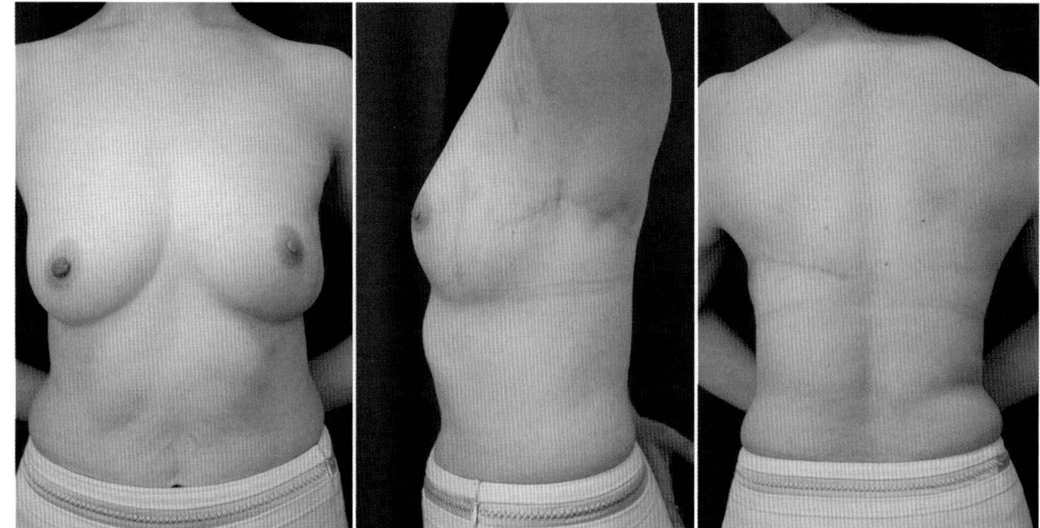

a|b|c **図 6.**

a：術後２年：乳房の大きさ，形態は良好であるが，乳頭乳輪の位置が健側よりも高い
b：患側上肢の挙上も問題ない．
c：皮弁採取部の傷痕は下着のストラップに隠れる位置で目立ちにくく，変形もわずかである．

する．乳房マウンドの作成では皮弁遠位部を折り曲げて厚みを増し，乳頭直下の欠損部など厚みが必要な部分の充填に用いる．欠損部周囲に残る皮下脂肪乳腺の断端と脱上皮した皮弁を縫合するが，この時に皮膚面から段差が触れないように縫合することが大切である．

4．症　例

症例 2：左乳房部分切除術後：CD 区域の欠損に対する MS-LD flap による二次一期再建

左乳癌にて部分切除術とセンチネルリンパ節生検を行い，術後に 50 Gy の放射線照射を受けた．術後 1 年 4 か月後に再建目的にて当科に初診となった(図 4-a，b)．乳房 CD 区域の欠損により，乳頭乳輪が外上方に，乳房下溝線も上方に偏位していた．乳癌手術時の皮膚切開は，CD 区域の乳房皮膚には同心円状の手術瘢痕，乳房皮膚には色素沈着を認めた．MS-LD flap による二次一期再建を行った(図 4-c，図 5-a～d)．術後 2 年経過して，乳房の大きさ，形態は良好であるが，乳頭乳輪の位置が健側よりも高い(図 6-a)．患側上肢の挙上も問題なく(図 6-b)．皮弁採取部の傷痕は下着のストラップに隠れる位置で目立ちにくく，変形もわずかである(図 6-c)．

DIEP flap による乳房再建

1．適応とバリエーション

DIEP flap は TRAM flap の進化型で，皮弁採取部の犠牲が少なくなっている．また術前 MDCT および術中 ICG 蛍光血管造影は，個々の患者の血管解剖の把握，客観的な血流評価を可能とし，術前プランニングが容易となり，より安全な手術が実施できるようになった．現時点では，自家組織による乳房再建の標準術式となっている．手術の適応となるのは，① 妊娠出産歴があり将来の挙児希望がない，② 下腹部に再建に必要な皮膚，皮下脂肪があり，③ 健側乳房が比較的大きい，④ 乳房全切除術による皮膚や皮下脂肪の欠損が大きい，⑤ 術後に下腹部にできる横方向の長い瘢痕を許容できる患者である．なお，開腹術や，腹部の脂肪吸引歴のある患者も最近は多いが，超音波カラードップラー，MDCT による穿通枝の評価を行い，最終的には画像診断を考慮して手術適応を決定する．

腹直筋前鞘の切開線を短くするために，ロボット支援下に腹腔内もしくは後鞘上で下腹壁動静脈を剝離する方法が行われている．また整容性のみならず，機能的な乳房再建を目指して，① 下腹壁動静脈および穿通枝に併走する肋間神経を含めて知覚皮弁とする[20]，② 鼠径部にて浅腸骨回旋動脈，浅下腹壁動脈周囲に存在するリンパ節をDIEP flap に含めて挙上する方法，などが報告されている[21]．

鼠径部にて外径が太い浅下腹壁動脈ならびに伴走静脈，皮静脈が認められる場合は，より低侵襲な乳房再建が可能で，下腹部皮弁を浅下腹壁動脈皮弁(superficial inferior epigastric artery (SIEA) flap)とすることもできる[22]．腹部の皮下脂肪が薄い，下腹部正中瘢痕があり，両側の下腹部皮弁を用いる場合は，両側血管柄の皮弁であるstacked DIEP flap[23]，stacked SIEA flap, stacked DIEP & SIEA flap, stacked SIEA & SCIP flap などから選択する．

2．皮弁のデザイン

当科におけるDIEP flap の皮島デザインは，臍上縁が最上部となる逆舟形で横幅が35～55 cm×縦幅11～13 cm としている．皮島の外側遠位端は60°となるようにして，外上方の側腹部皮膚を内下方に引き寄せながら腹壁を閉鎖することで，ウエストラインに強弱をつけることができる．皮島に連続する脂肪弁は上縁2～3 cm，下縁1～2 cm 含めている．また上腹部においては白線部分，腹直筋外側縁，皮弁外側端から外側にて脂肪吸引することで，腹壁の光と影のコントラストを作り，乳房だけでなく腹壁の整容効果を高めるように工夫している(図9-b)[24]．

また術前MDCT にて描出された下腹壁動脈の走行，穿通枝の位置を参考に，超音波カラードップラーで確認して下腹壁にマーキングする．

3．手術手技とピットフォール

A．腹壁正中のtattoo

DIEP flap の皮島デザインの上縁側，下縁側にピオクタニン色素でtattoo する．皮弁採取後に，上下の腹壁皮膚を創縁を正しく合わせるためと，創閉鎖の前後で行う臍の固定の時に，臍の位置が左右にズレないようにするためである．術後の臍の偏位は腹壁の整容性を大きく低下させる．

B．上腹部と腰部の脂肪吸引

DEIP flap の皮切前に，皮島上縁の3か所に3 mm の小切開を加えて，まずtumescent 麻酔として生理食塩水500 m*l*＋1％キシロカインE(アスペンジャパン社，日本)10 m*l* を加圧バッグ下に，上腹部の白線，腹直筋外側縁，皮弁外側端の腰部の皮下に浸潤させる．次に電動式吸引ユニット(フォーメディクス社，日本)を用いて脂肪吸引を行う．創閉鎖時に腹壁にコントラストができるように100～300 m*l* の範囲で吸引する．

C．穿通枝の選択と対側穿通枝のバックアップ

DIEP flap の穿通枝は，片側再建の場合，通常は内側列で静脈が太く拍動が視認できる1本の穿通枝を選択している．Zone Ⅱの対側の臍横の厚い皮下脂肪を再建に使用でき，肋間神経の運動枝の温存がしやすいからである．しかし複数の細い穿通枝を選択しなければならないこともある．その場合は，横方向に位置する2本よりも，なるべく腹直筋の同一筋線維間に位置する2本の穿通枝を選択する．穿通枝の剝離時には，最初は対側の同じ位置にある穿通枝をバックアップとして残しておく．

D．鬱血対策と皮弁下縁側血管のバックアップ

術前MDCT にて穿通枝と皮静脈の位置関係，交通を確認する．術中，穿通枝の剝離前に皮弁下縁側で，浅下腹壁動静脈，浅腸骨回旋動静脈，その他の皮静脈を2 cm ほどの長さで皮弁に含めて血管クリップでクランプして切離する．外側列穿通枝の場合は太い皮静脈と交通していることが多く，皮弁挙上後の鬱血は少ない．しかし内側列穿通枝は皮静脈との交通が少なく，挙上後に皮弁全体が鬱血を呈することがある．この場合，皮弁下縁に含めた静脈は怒張しているため，下腹壁静脈もしくは移植床血管の静脈に吻合してドレナージする[25]．

E．腹直筋前鞘切開と閉鎖

1本の太い穿通枝が前鞘下ですぐに腹直筋下に向かい，そのまま外腸骨動静脈までストレートに走行する症例は，ロボット支援下の下腹壁動静脈の剝離が容易である．ロボットや内視鏡を用いな

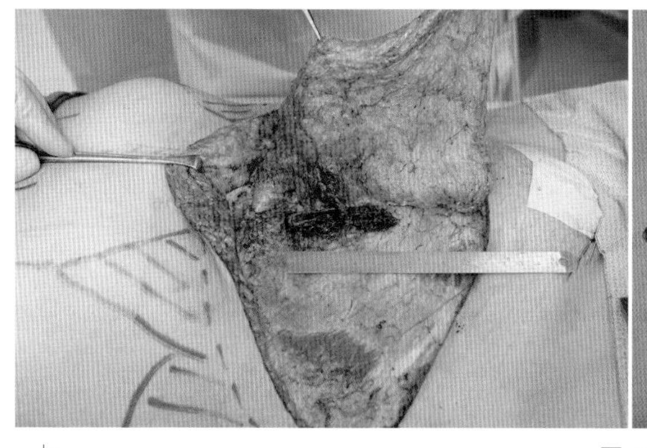
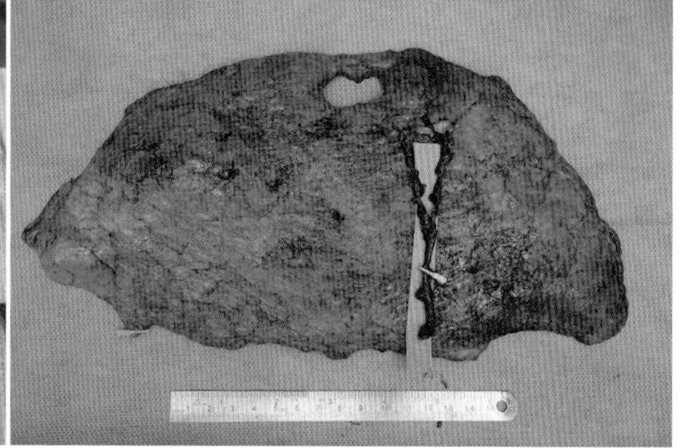

a|b

図 7.

a：Short fascial incision technique (6 cm の前鞘切開で，下腹壁動静脈本幹から外腸骨動静脈の基部まで剝離が完了した.

b：DIEP flap の血管柄を切離したところ．血管柄の長さは 12 cm である.

くても，直視下で穿通枝周囲の全周切開と尾側に向かう 6 cm 程度の短い前鞘切開でも，筋鈎のサイズを小から大へと変えていくことで，長さ 12 cm の血管柄を得ることが可能である(図 7-a, b)．術後の痛み，腹壁弛緩の予防につながる[26].

F．移植床血管の選択

血管柄が 10～12 cm の長さで得られれば，胸背動静脈にも内胸動静脈にもアプローチできる．外側切開での NSM 後の一次一期再建の場合は，胸背動静脈の前鋸筋枝を選択する．横方向に乳房皮膚を切開する SSM，Bt では，肋軟骨を温存して第 2 もしくは第 3 肋間で，血管柄を内胸動静脈と血管吻合する[27]．術野が狭い場合は肋軟骨の下縁(中枢側)，もしくは上縁(末梢側)をトリミングして視野を広める.

G．腹壁の創閉鎖(腹壁形成術)

皮弁採取後の腹直筋前鞘の閉鎖は，2-0 STRATAFIX® symmetric PDS プラス(ジョンソン・エンド・ジョンソン，米国)にて連続縫合，さらにその縫合部を包み込むように，1 号 Vicryl (ジョンソン・エンド・ジョンソン，米国)にて水平マットレス縫合し，二重に創閉鎖する．術前の MDCT にて白線離開を認める症例では，離開した白線を 2-0 STRATAFIX® で正中部に引き寄せて連続縫合する[24].

H．乳房マウンドの作成

健側乳房の形態，大きさなどの特徴を術前に掴んでおく．ポイントはいくつかあり，デコルテライン，乳房の谷間の形状，最突出部となる乳頭乳輪の位置，乳房下溝線の位置と内外側でのコントラストの違い，乳房幅，C' 区域の凹み，鎖骨下のなだらかなスロープである．血管柄への緊張が強くならないように注意しながら，麻酔科医の協力も得て，できるだけ座位に近い体位で，皮弁の位置，厚さの調整を行う.

しかし初回手術では安全に組織移植を行うことが最優先である．DIEP flap の皮島が不要な場合でも脱上皮して真皮下血管網を残すこと，術中 ICG 蛍光血管造影で皮弁全体の血流を確認し，造影のよい部分を再建に用いることが大切である．小さな修正は後日に回すことも考慮する.

I．DIEP flap と知覚再建

下腹部の皮島を広く乳房の皮膚再建に用いる場合は，早期からの知覚回復のために DIEP flap を知覚皮弁として用いることも選択肢の 1 つとなる[28]．下腹部では通常は第 10 から第 12 肋間神経を用いる．深筋膜上を外側から内側に向かって皮下脂肪下を剝離すると，穿通枝と肋間神経の知覚枝が視認できる．深筋膜下で神経を追うと運動枝と合流して腹直筋外側から外腹斜筋へと向かう．神経長が 5～7 cm となるまで追うと複数の神経線維が合流して神経自体も太くなる．縫合に適した部位で切離する(図 8-a)．第 2 もしくは第 3 肋間で肋軟骨に並行して肋間神経前皮枝が走行し，胸

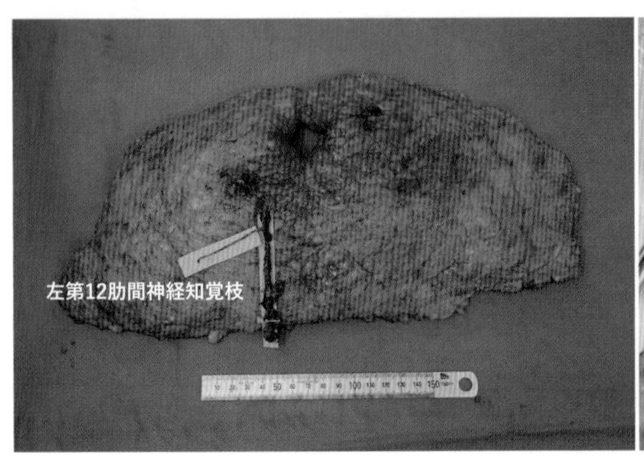

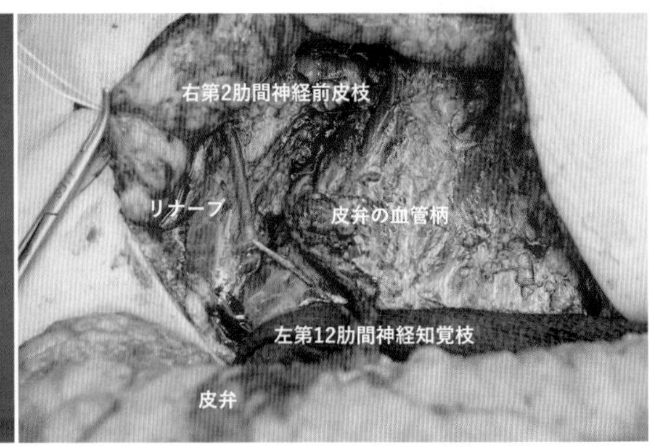

図 8.

a|b

a：DIEP flap 挙上後．左内側列穿通枝ならびに下腹壁動静脈に左第 12 肋間神経知覚枝が合流している．神経は 7 cm 長で採取した．

b：神経再生誘導術：左第 12 肋間神経知覚枝をリナーブ(2 mm)長さ 21 mm を介在させて，右第 2 肋間神経前皮枝と縫合した．

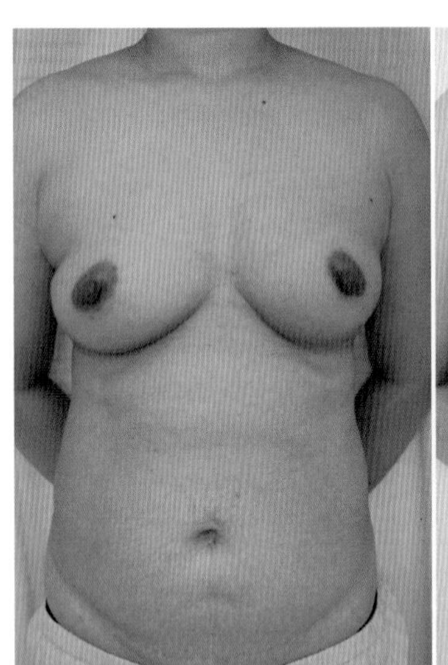

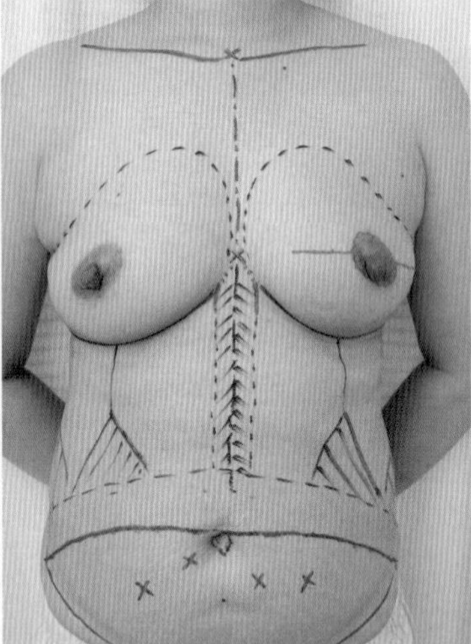

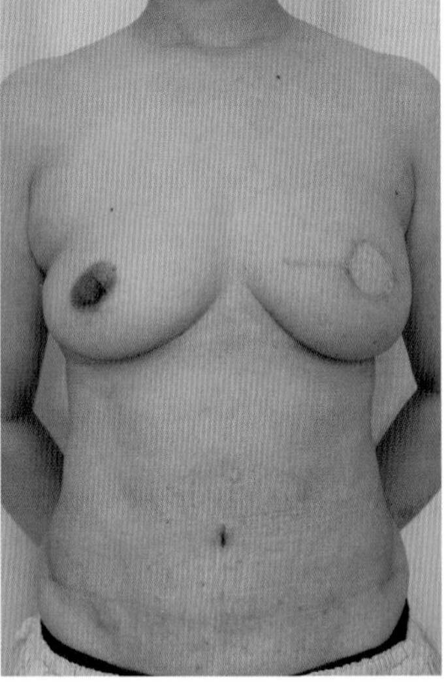

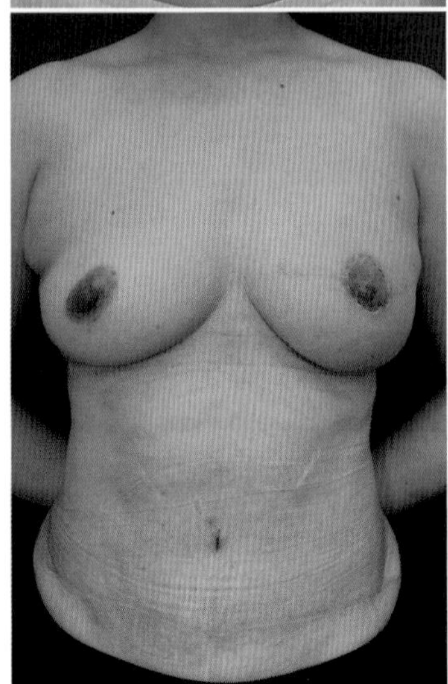

a|b|c
d|

図 9.

a：術前化学療法後：左乳癌にて SSM＋SNLB＋DIEP flap による一次一期乳房再建を予定．帝王切開による下腹部正中瘢痕，妊娠線を認める．

b：術前デザイン：SSM は横方向の乳房皮膚切開でデザイン．DIEP flap の皮島は縦幅 12 cm×横幅 42 cm でデザイン．白線，腹直筋外側，腰部の斜線範囲は脂肪吸引を予定．

c：術後 1 年：再建乳房の形態と大きさは良好で，腹部の整容性も高い．

d：乳頭乳輪再建後 1 年：乳頭は健側の乳頭半切移植，乳輪は大腿基部からの全層植皮術を行い再建した．ホルモン療法の影響で若干，肥満となった．両側乳房とも大きくなっているが，左乳房の外側部の突出が目立つ．

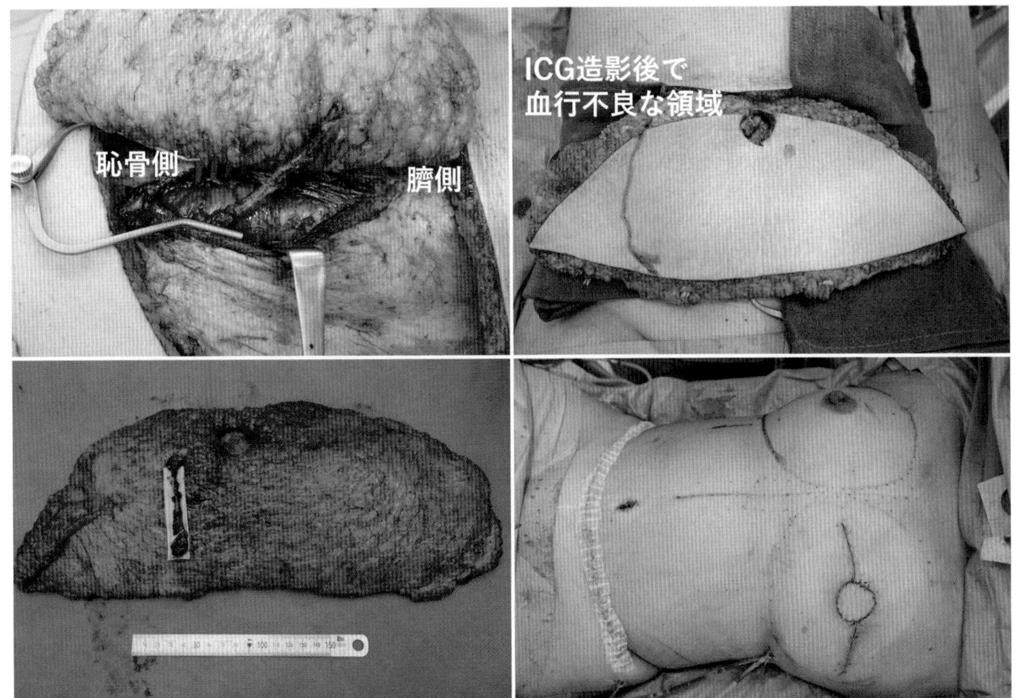

図 10.

a | b
c | d

a：皮弁挙上：左内側列の穿通枝１本で DIEP flap を挙上した．採取部は筋体の横切，肋間神経の切離もなく挙上できた．
b：術中 ICG 蛍光血管造影：血管柄と反対側の zone Ⅳのみが造影されなかった．
c：皮弁採取後：血管柄の切離後で，皮弁総重量は889 gであった(乳房切除重量365 g)．
d：創閉鎖後：皮弁は zone Ⅲ，Ⅰを縦置きに配置して再建に用いた．Zone Ⅱ，Ⅳは切除した．最終皮弁移植量は 440 g であった．

骨外側にて大胸筋を貫通して乳房の皮下に至る．DIEP flap の神経と縫合する際は，外径，神経線維数などが異なる場合は，人工神経リナーブ(ニプロ株式会社，大阪)を神経アダプターとして用いる(図 8-b)．

J．術後モニタリング

術後の合併症としては最も注意すべきは血行障害である．血行障害の90％以上が静脈血栓で最多である．静脈血栓が発生すると，皮弁は鬱血して腫れ，皮弁辺縁，特に遠位部から静脈性の出血が認められる．静脈血栓の原因は，吻合部における口径差，捻れ，圧迫などが原因で，術後 12 時間以内に発生することがほとんどであるが，早期発見できれば救済率は高い．術後は皮弁の色調，張り，blanch and capillary refill, pinprick などの古典的なモニタリング，超音波カラードップラを用いた血行監視は重要である．

4．症　例

症例 3：左乳癌：SSM＋SNLB 後の DIEP flap による一次一期再建

左乳癌にて術前化学療法を行った(図 9-a)．手術は乳房皮膚を横方向に切開する SSM とセンチネルリンパ節生検を行い，DIEP flap による一次一期乳房再建術を行った．センチネルリンパ節は陰性で，乳房検体の切除重量は 365 g であった．下腹部は妊娠線が目立ち，中央には帝王切開後の瘢痕を認めた(図 9-b)．臍下 3 cm は瘢痕を認めなかった．左内側列穿通枝を 1 本含めて皮弁の挙上を行った(図 10-a)．術中 ICG 蛍光血管造影にて，zone Ⅳ以外は良好に造影された(図 10-b)．血管柄は外腸骨動静脈への流入部にて切離した．皮弁重量は 889 g であった(図 10-c)．肋軟骨温存アプローチで，第 3 肋間にて DIEP flap の血管柄は，動脈は内胸動脈 1 本と，静脈は内胸静脈 1 本を途中で切離し 2 本にして，1 本は順行性，もう 1 本は逆行性に端々吻合して血行再建した．皮弁は縦置きに設置して上から下に向かってzoneⅢとzone Ⅰを用いて再建した．Zone Ⅱ，zone Ⅳは切除した（図10-d）．SSM後の皮膚欠損は皮島を用いて修復した．術後の経過は良好で7日目に退院となった（図9-c）．1年後に健側からの乳頭半切移植術と大腿基部からの全層植皮術を行った（図9-d）．

今後の展望と課題

2020年から遺伝性乳癌卵巣癌症候群（hereditary breast and ovarian cancer syndrome；HBOC）は一定の要件下で，健康保険で遺伝子検査を受けることができるようになった．乳癌の診断を受け*BRCA1/2*遺伝子に変異がある症例では，既発症側の乳房切除術と対側の予防的乳房切除術を行い，両側乳房の一次再建を行うことも多くなってきた．若年者がその対象となることも多く，乳癌治療だけでなく，妊孕性温存なども考慮しながら，乳房再建法を検討する必要がある．また乳癌治療については患者ごとに乳癌のサブタイプを詳しく調べ，術前後の薬物治療を決めるようになってきている．再建法を決める際には，患者の希望や乳癌の背景も十分に考慮しなければならない．

乳房再建においては，人工物や自家組織再建だけでなく，今後は脂肪注入が新たな選択肢として確立していくと思われるが，どの方法を選択しても，安全かつ安心な手術手技の習得や，術後のフォローアップにおいて乳腺外科医と緊密に連携をとるスタンスが重要である．

おわりに

日本では，乳房再建専用のエキスパンダー，シリコン・インプラントの保険適用により，多くの患者が乳房再建の恩恵を受けられるようになったのは，2013年からであり，もうすぐ10年となる．しかし2019年7月にはBIA-ALCLにより一時的に人工物再建が滞ることとなり，医療現場が大きく混乱したことが昨日のことのように思い出される．また2022年9月には，新たにシリコン乳房インプラントが原因で発症するBIA-SCC（乳房インプラント関連扁平上皮癌）が16例も報告されている[29]．人工物再建は侵襲が少なく多くの乳癌患者が治療を受けるため，慎重な対応が求められる．

現在，乳房再建に用いられている人工物はBIA-ALCLの発症リスクの少ない製品となっているが，長期的に乳癌患者のフォローを続ける必要がある．乳癌で失った乳房を再建するために，患者が別の新たな不具合を受けなくても済むようになることを望む．また自家組織再建においても，さらに低侵襲で安全な術式となるように，新技術の導入，形成外科医による創意工夫や，努力を積み重ねていく姿勢が重要である．

乳房再建は形態と大きさの再建だけでなく，乳癌患者の治療後の生き方もプラスに変えていくパワーを持っている．より安全な再建材料，再建方法が求められている．

参考文献

1）国立がん研究センターがん情報サービスがん登録・統計サイト
https://ganjoho.jp/reg_stat/statistics/stat/summary.html#a25
2）素輪善弘ほか：【乳房再建マニュアル】個々の患者に最適な乳房再建を選択するためのshared decision making．PEPARS．**183**：47-55，2022.
3）Swerdlow, S. H., et al.：The 2016 revision of the World Health Organization classification of lymphoid neoplasms. Blood. **127**(20)：2375-2390, 2016.
4）Kim, B. M., et al.：Breast implant-associated anaplastic large cell lymphoma：updated results from a structured expert consultation process. Plast Reconstr Surg Glob Open. **3**：e296, 2015.
5）Clemens, M. W., et al.：Complete surgical excision is essential for the management of patients with breast implant-associated anaplastic large-cell lymphoma. J Clin Oncol. **34**：160-168, 2016.
6）Selber, J. C., et al.：Robotic latissimus dorsi muscle harvest：a case series. Plast Reconstr Surg. **129**：1305-1312, 2012.

7) 冨田興一ほか：【乳房再建マニュアル】広背筋皮弁と脂肪注入を併用した乳房再建．PEPARS．**183**：146-153，2022．
8) Pacella, S. J., et al.：Aesthetic and technical refinements in latissimus dorsi implant breast reconstruction：a 15-year experience. Aesthet Surg J. **31**：190-199, 2011.
9) 佐武利彦ほか：【乳房再建術 私の方法】側胸部と背部の有茎穿通枝皮弁を用いた乳房再建術．PEPARS．**52**：48-56，2011．
10) Sowa, Y., et al.：Comparison of morbidity-related seroma formation following conventional latissimus dorsi flap versus muscle-sparing latissimus dorsi flap breast reconstruction. Ann Surg Treat Res. **93**：119-124, 2017.
11) Satake, T., et al.：Tertiary breast reconstruction using a free contralateral latissimus dorsi myocutaneous flap and contralateral internal mammary recipient vessel anastomosis. JPRAS Open. **7**：44-49, 2016.
12) Yano, K., et al.：Breast reconstruction using the senate latissimus dorsi musculocutaneous flap. Plast Reconstr Surg. **109**：1897-1902, 2002.
13) Takagi, S., et al.：Vascular augmentation of an extended latissimus dorsi myocutaneous flap through an intercostal vessel：a preliminary report. J Plast Surg Hand Surg. **47**：123-125, 2013.
14) Chung, J. H., et al.：A novel technique for robotic assisted latissimus dorsi flap harvest. J Plast Reconstr Aesthet Surg. **68**：966-972, 2015.
15) 佐武利彦ほか：乳房再建(広背筋皮弁・胸背動脈穿通枝皮弁)．皮弁外科・マイクロサージャリーの実際．形成外科診療プラクティス．212-215，文光堂，2010．
16) 矢野健二：広背筋皮弁．乳房温存手術とoncoplastic surgery．乳房オンコプラスティックサージャリー―根治性都政陽性を向上させる乳がん手術―．106-117，克誠堂出版，2014．
17) Tashima, H., et al.：Efficacy of low power, pure cut mode of monopolar electrosurgery and quilting sutures for preventing seroma formation after latissimus dorsi myocutaneous flap harvest. Ann Plast Surg. **86**：265-267, 2021.
18) Taminato, M., et al.：Fat-augmented latissimus dorsi myocutaneous flap for total breast reconstruction：a report of 54 consecutive Asian cases. J Plast Reconstr Aesthet Surg. **74**：1213-1222, 2021.
19) Brackley, P. T., et al.：Modified muscle sparing latissimus dorsi with implant for total breast reconstruction—extending the boundaries. J Plast Reconstr Aesthet Surg. **63**：1495-1502, 2010.
20) Beugels, J., et al.：Sensory recovery of the breast following innervated and noninnervated DIEP flap breast reconstruction. Plast Reconstr Surg. **144**：178e-188e, 2019.
21) Chang, E. I., et al.：Optimizing quality of life for patients with breast cancer-related lymphedema：a prospective study combining DIEP flap breast reconstruction and lymphedema surgery. Plast Reconstr Surg. **145**：676e-685e, 2020.
22) Spiegel, A. J., et al.：An intraoperative algorithm for use of the SIEA flap for breast reconstruction. Plast Reconstr Surg. **120**：1450-1459, 2007.
23) DellaCroce, F. J., et al.：Stacked deep inferior epigastric perforator flap breast reconstruction：a review of 110 flaps in 55 cases over 3 years. Plast Reconstr Surg. **127**：1093-1099, 2011.
24) 佐武利彦ほか：【動画でわかる乳房再建のエキスパート手術】腹部の機能温存と整容性に配慮したDIEP flapによる乳房再建―皮弁採取のデザインと腹壁形成術―．形成外科．**63**：24-33，2020．
25) Galanis, C., et al.：Microvascular lifeboats：a stepwise approach to intraoperative venous congestion in DIEP flap breast reconstruction. Plast Reconstr Surg. **134**：20-27, 2014.
26) Lee, K. T., et al.：【乳房再建マニュアル】DIEP flapを用いた美しい乳房再建．PEPARS．**183**：110-118，2022．
27) 佐武利彦ほか：【形成外科　珠玉のオペ　2応用編．次世代に継承したい秘伝のテクニック】total rib-sparing(全肋軟骨温存)アプローチにて展開した内胸動静脈を移植床血管とした自家組織乳房再建術．形成外科．**61**：S220-S224．2018．
28) Spiegel, A. J., et al：Breast reinnervation：DIEP neurotization using the third anterior intercostal nerve. Plast Reconstr Surg Glob Open. **1**：e72, 2013.
29) 日本乳房オンコプラスティックサージャリー学会サイト　乳房インプラント関連扁平上皮癌(BIA-SCC)について(umin.jp)

PEPARS No.191：94-103, 2022

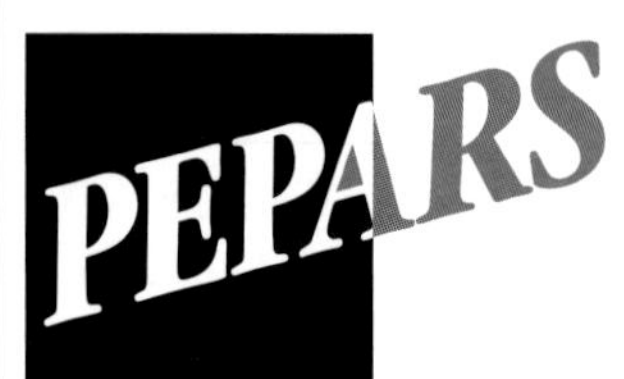

◆特集／こんなマニュアルが欲しかった！形成外科基本マニュアル[2]

リンパ浮腫の診断とリンパ管静脈吻合

塗 隆志[*1] 上田晃一[*2]

Key Words：リンパ浮腫(lymphedema)，リンパ管静脈吻合(lymphaticovenular anastomosis)

Abstract 本邦におけるリンパ浮腫の患者数は10～15万人と言われている．近年リンパ管静脈吻合をはじめ，リンパ浮腫に対する外科的治療は形成外科分野においてメジャーな領域になりつつある．本稿ではリンパ浮腫の診療における，初診時，検査，リンパ管静脈吻合，術後に分けて診察上必要な分類や基準についてまとめた．

はじめに

リンパ浮腫はリンパの流れが滞ることによって生じるむくみで，原因不明の原発性リンパ浮腫とリンパ節郭清や放射線照射などによって生じる続発性のリンパ浮腫に大別される．

本邦ではリンパ浮腫の患者数は10～15万人と言われているが，先進国におけるリンパ浮腫患者のほとんどが癌治療によって引き起こされる続発性リンパ浮腫である．

近年形成外科領域ではリンパ管静脈吻合(LVA)をはじめリンパ浮腫に対する外科治療が多くの施設で行われるようになり，リンパ浮腫の治療は形成外科にとって重要な領域の1つとなった．一方で，リンパ浮腫の外科的治療については未だに高いエビデンスレベルで効果を証明するものが少なく，一般臨床においては，正しい診断と治療の評価が重要である．

本特集は診療マニュアルというテーマであるため，具体的な治療法などには触れず，診察上必要な病期分類や，鑑別，検査の基準などをまとめた．

初診時における要点

患者の初診時には病歴および既往歴の聴取，内服薬の有無，浮腫の部位や性状の評価が重要である．リンパ節郭清などの既往があればリンパ浮腫の可能性が高いが，リンパ浮腫以外にも浮腫の原因は多く存在する．浮腫の出現部位が全身もしくは局所であるかを判断し，局所の場合は，リンパ節郭清などの治療部位と関連があるかを判断する．婦人科癌術後では両側の下肢にリンパ浮腫をきたす可能性があるが，片側例では鼠径リンパ節の腫脹など，悪性腫瘍の転移がないかも診察する[1)](表1)．

*1 Takashi NURI，〒569-8686 高槻市大学町2-7 大阪医科薬科大学形成外科，准教授
*2 Koichi UEDA，同，教授

表 1. リンパ浮腫と鑑別を要する疾患

片側性の浮腫	両側性の浮腫
• 急性深部静脈血栓症 • 静脈血栓症後遺症 • 癌またはその再発 • 関節炎	• うっ血性心不全 • 慢性静脈機能不全症 • 廃用性浮腫 • 肝機能障害 • 腎機能障害 • 低蛋白血症 • 甲状腺機能低下 • 薬剤の副作用 • 脂肪性浮腫

（文献 1 より改変）

表 2. 皮膚所見

• 乾燥	• リンパ管拡張/リンパ小疱
• 色素沈着	• リンパ瘻
• 脆弱性	• 乳頭腫症
• 発赤/蒼白/チアノーゼ	• 瘢痕
• 局所的熱感/冷感	• 硬化
• 皮膚炎	• 橙皮様皮膚
• 蜂窩織炎/丹毒	• 深い皺襞
• 真菌などの感染	• Stemmer's sign*
• 過角化	

*足背第 2〜3 趾間の皮膚をつまめない場合は Stemmer's sign（＋）となる．

表 3. リンパ浮腫外来で有用な検査

- **血液検査**：低蛋白や肝機能，腎機能の評価
- **尿検査**：尿蛋白の有無
- **超音波検査**：患部：リンパ浮腫であれば患部の脂肪層に水が溜まることで脂肪が敷石状に観察される
  心臓・血管（特に痛みが強い症例）・腹部・骨盤
- **ABI（Ankle Brachial Pressure Index）**：<0.5 で血管外科紹介
- **リンパシンチグラフィー**（2018 年より医療保険適用）
- **インドシアニングリーン蛍光リンパ管造影**

身体所見

患部の診察では皮膚の性状および浮腫の状態を把握することが重要である．

皮膚の所見では，圧迫によって指圧痕が生じる（pitting edema）かどうか，足背第 2・3 趾間の皮膚がつまめるかどうか（Stemmer's sign）や皮膚の乾燥，リンパ小疱，リンパ瘻，蜂窩織炎，熱感，発赤，爪白癬の有無などを観察する．リンパ浮腫と同様に下肢の局所的な浮腫をきたすものに，静脈のうっ滞があるが，リンパ浮腫では色素沈着を伴わないのに対し，静脈うっ滞では，ヘモジデリンの沈着により色素沈着を認めることがある（表 2）．リンパ小疱は陰唇や陰嚢に多発することがあり，患者から申し出がないとわからない場合があるので，問診が必要である．また，リンパ小疱やリンパ瘻をきたしている症例では蜂窩織炎の原因となるため，注意が必要である．蜂窩織炎を繰り返している症例は脂肪組織の線維化が進んでいることが多い．近年では LVA が蜂窩織炎の発症抑制に効果があるという報告も散見される．

浮腫の鑑別に必要な検査

内臓疾患でも四肢の浮腫をきたすことがあり，病歴の聴取を行った上で必要に応じて，血液検査，尿検査，超音波検査，胸部 X 線検査を行う（表 3）．リンパ節郭清などの既往があり，その治療部位に関連した四肢にのみ浮腫を認める場合ではリンパ浮腫の可能性を強く疑い，確定診断のためにリンパシンチグラフィーなどの検査を先行して行ってもよい．

保存治療歴がない症例では，弾性着衣の装着を指導する必要があるが，下肢のリンパ浮腫の場合，ABI（ankle brachial pressure index）測定で末梢動脈閉塞疾患がないことを確認する必要がある．ABI<0.8 では着圧を弱く（15〜25 mmHg）設定する必要があり，ABI<0.5 では血管外科への紹介を行う．

表 4. The International Society of Lymphology(ISL)の病期分類

	症 状
0 期	リンパ液の輸送に障害があるが，腫脹が明らかではなく，無症状の状態
1 期	疾患の発症初期にあたる．組織液の貯留は挙上により軽減する．圧痕を生じる．
2 期	挙上のみにより腫脹が軽減することはほとんどない．圧痕が明らかである．
2 期後期	組織線維化が明らかになっているため，圧痕ができることもあれば，できないこともある．
3 期	組織が硬くなり(線維性)，圧痕は生じない．

表 5. Campisi らによるリンパ浮腫の臨床的病期分類

	症 状
ステージ 1	1A 浮腫がなく，リンパ機能障害がある(例：乳房切除術と腋窩リンパ節郭清術の後，浮腫がない状態) 1B 軽度の浮腫で，下垂位と夜間安静により可逆的である
ステージ 2	持続的な浮腫で，下垂位と夜間安静で部分的にしか消退しない
ステージ 3	持続的な浮腫で，継続的に重症化するもの(繰り返すリンパ管炎)
ステージ 4	線維化性リンパ浮腫(初期リンパ節疣贅を伴う)
ステージ 5	四肢の著しい変形，潰瘍，皮膚炎や疣贅を伴う象皮病

(文献 3 より改変)

リンパ浮腫の病期分類

リンパ浮腫の病期分類には The International Society of Lymphology(ISL)の病期分類が広く用いられている(表 4)．この分類において non-pitting edema となる 2 期後期以降では皮膚および皮下組織の線維化が病態の主体となる．その他の分類では Campisi ら[3]の報告した，いわゆる Campisi 分類(表 5)が使用されるが，ISL の病期分類同様に，進行例では線維化が主な病態となっている．LVA をはじめリンパ浮腫の外科治療は線維化をきたす前に効果が期待できるため[4]，診療においてはリンパ浮腫の病期を正しく評価し，保存治療例においても，病期が悪化する場合には外科治療を考慮する．

測　定

浮腫の定量的な評価には周径の測定，体積置換法(水置換法)，生体インピーダンス法や周径と BMI から算出する方法などが報告されている．体積置換法は水置換など準備が必要であり一般診療では活用しにくい．生体インピーダンス法は周波数ごとに細胞膜を通過する程度の差があることを利用して，いくつかの周波数の電流を身体に流し，得られたインピーダンスの比から細胞内・外水分量を分けて算出する．脂肪量や筋肉量，水分量を測定することができ，水分量の変化や，片側症例では左右差を測定することができる[5][6]が特別な装置を要する．

最も簡便で一般的に行われているのが，周径の測定である．リンパ浮腫治療ガイドラインでは，上肢は ① MP 関節直上，② 手関節周囲，③ 肘関節より 5 cm 末梢側，④ 肘関節より 10 cm 中枢側．下肢では ① 第 1～5 中足骨遠位側を通る周囲，② 足関節周囲，③ 膝関節より 5 cm 末梢側，④ 膝関節より 10 cm 中枢側，⑤ 大腿根部での測定を推奨

表 6. リンパ浮腫診療における四肢の周径測定部位

上　肢	下　肢
① MP 関節直上	① 第 1〜5 中足骨遠位側を通る周囲
② 手関節周囲	② 足関節周囲
③ 肘関節より 5 cm 末梢側	③ 膝関節より 5 cm 末梢側
④ 肘関節より 10 cm 中枢側	④ 膝関節より 10 cm 中枢側
	⑤ 大腿根部

表 7. 山本らによる LEL index

下　肢	
C1	膝蓋骨の近位 10 cm
C2	膝蓋骨の上縁
C3	膝蓋骨の遠位 10 cm
C4	足首(外踝)
C5	足背

LEL index＝$(C1^2+C2^2+C3^2+C4^2+C5^2)$/BMI

(文献 8 より引用)

表 8. 山本らによる UEL index

上　肢	
C1	肘頭の近位 5 cm
C2	肘頭
C3	肘頭の遠位 5 cm
C4	手首
C5	手背

UEL index＝$(C1^2+C2^2+C3^2+C4^2+C5^2)$/BMI

(文献 9 より引用)

している(表 6). 我々はこれに加え上肢で, 手関節 5 cm 中枢側, 肘, 下肢では足関節 5 cm 中枢側, 膝の測定を行い, 外来カルテ上のエクセルチャートに保存している. 健常人では上下肢ともに周径の左右差は 3〜8 mm[7]と報告されており, 片側症例であれば 1 cm 以上の差は注意が必要である.

周径の測定では個々の症例の浮腫の評価は可能であるが, 症例間の比較では患者ごとの体型を考慮する必要があると考えられ, 山本らは周径と BMI を用いた Lower Extremity Lymphedema Index(LEL index)[8]と Upper Extremity Lymphedema Index(UEL index)[9]を考案した(表 7, 8). LEL index では ① 膝蓋骨より近位 10 cm, ② 膝蓋骨上縁, ③ 膝蓋骨より遠位 10 cm, ④ 外踝, ⑤ 足背の 5 か所で測定した周径をそれぞれ二乗し, BMI で割ることで求められる. UEL index では同様に ① 肘頭の近位 5 cm, ② 肘頭, ③ 肘頭の遠位 5 cm, ④ 手首, ⑤ 手背部の 5 か所で測定した数値と BMI が用いられる. リンパ浮腫患者では, 浮腫の増・軽減により体重も変化しやすいため周径を測定する際には患者の体重も同時に測定しておくとよい.

リンパ浮腫の検査

1. リンパシンチグラフィー

リンパシンチグラフィーは 99^{mTc}標識アルブミンまたは 99^{mTc}標識スズコロイドを第 1, 2 指(趾)間と第 3, 4 指(趾)間に注射し, 15〜20 分後(早期像)と 120 分後(晩期像)にシンチカメラで撮影を行う検査で 2018 年以降リンパ浮腫の診断目的に行われるリンパシンチグラフィーは保険適用となった. 通常早期像の撮影までは安静を保ち, 骨格筋のポンプ作用に影響を受けないリンパ管の平滑筋収縮による流れを評価する. 早期像で下肢では鼠径リンパ節まで, 上肢では腋窩リンパ節まで描出が認められればリンパ管の平滑筋機能は保たれていると考える. リンパ浮腫が進行するにしたがって, 皮膚への逆流現象(Dermal Back Flow；DBF)や線状な描出の途絶が認められる. リンパシンチグラフィーを用いた病期分類には前川ら[10]の報告した分類法が用いられている(表 9).

ICG リンパ管造影では赤外線カメラが皮膚より深さ約 1.5 cm までしか描出できないのに対して, リンパシンチグラフィーは深部のリンパ管も確認することができる. 我々が行った研究では, 下肢

表 9. 前川らによるリンパシンチグラフィによる病期分類

Type Ⅰ	鼠径リンパ節と大伏在静脈に沿ったリンパ管が認められ，または側副リンパ管にリンパのうっ滞が認められる．
Type Ⅱ	鼠径リンパ節は描出されない，あるいは描出されても数個． リンパ管内にリンパの停滞を認める． 大腿に Dermal Back Flow を認める．
Type Ⅲ	鼠径リンパ節が全く見えない． 大腿または下腿に Dermal Back Flow を認める． リンパ管内にリンパの停滞や側副路を認める．
Type Ⅵ	下腿にリンパの停滞を認める． 大腿は描出されない．
Type Ⅴ	大腿および下腿にリンパの描出がない．

（文献 10 より改変引用）

続発性リンパ浮腫のリンパシンチグラフィーの早期像で線状の描出範囲が大腿まで到達している症例において，LVA の効果が最も大きいことがわかっており[11]，LVA の効果を予測する上で有用な検査であると考える．

2．ICG リンパ管造影

続発性リンパ浮腫の治療に LVA が広く行われるようになった背景に ICG と赤外線カメラを用いたリンパ管造影が 2007 年に海野らによって報告された影響が大きい[12]．ICG は体内の α1 リポプロテインと結合すると，805～845 nm の蛍光発色を呈し[13]，近赤外線カメラを用いることで，ライブでリンパ管の経路および流れを観察することができる．ICG リンパ管造影はまだ保険適用となっていないが，近年その有用性が報告されている．Akita ら[14]は ICG および赤外線カメラを用いたリンパ管造影後に皮膚切開を行ったところ，97.7% の部位で LVA に適したリンパ管が同定できたと報告している．ICG リンパ管造影については定まった検査方法はないが，品岡らによる新鮮屍体を用いた研究では，足周囲の複数個所から ICG を注射し，足背からのみでなく，内側および外側からの線状の描出が確認された[15]．我々が行った，ICG の注射部位によるリンパ管の描出および LVA の効果の検討[16]では，下肢リンパ浮腫において足背の第 1 から第 4 足趾間に ICG 0.2 ml(0.5 mg)の注射を行った場合（プロトコール 1）と，第 1・3 趾間および内・外踝に ICG 0.2 ml(0.5 mg)の注射を行った場合（プロトコール 2）では，プロトコール 2 で ICG 注射を行った患者の 60% にプロトコール 1 では描出されなかったリンパ管が同定された．またこれらの症例では，プロトコール 1 と比較して LVA における高い周径の減少効果も得られた．このことから，ICG リンパ管造影では足背および内踝と外踝への ICG 注射を行っている（図 1）．Akita らの報告[14]においても，足背の第 1 から第 4 足趾間と，内踝および外踝 2 か所に ICG の注射が行われている．

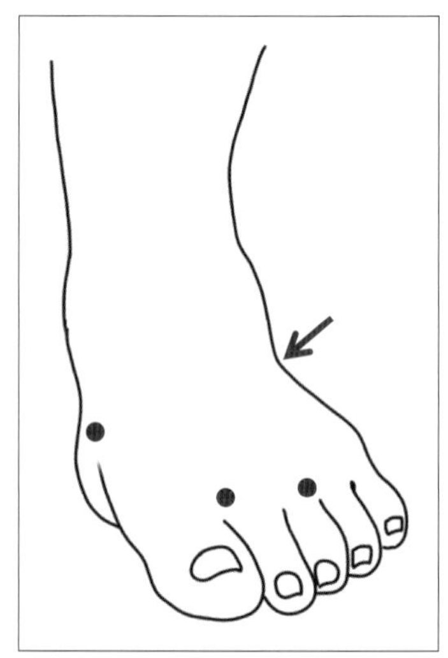

図 1. 下肢リンパ浮腫に対する ICG 注射位置
第 1～第 4 趾間および内踝と外踝に ICG を注射する．
各注射量：0.2 ml(0.5 mg)
（文献 16 より改変）

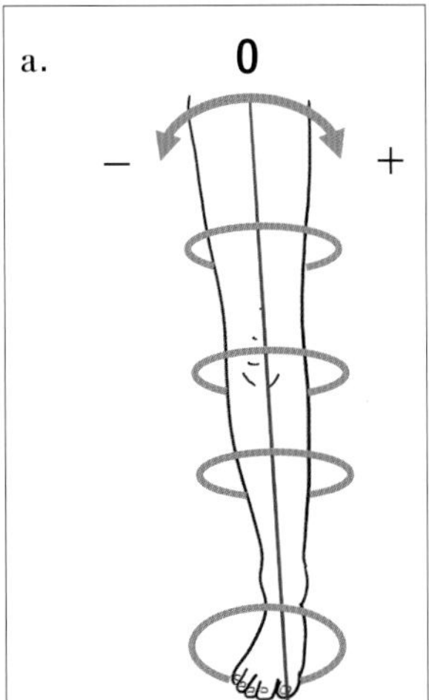

図 2.
足背，下腿中央，膝下縁，大腿（膝上 10 cm）において周径を 100%とした場合，周径に対して，下肢前面正中に引いた基準線からリンパ管の位置を示す．基準線より内側が（＋），外側は（−）としている．

（文献 17 より改変）

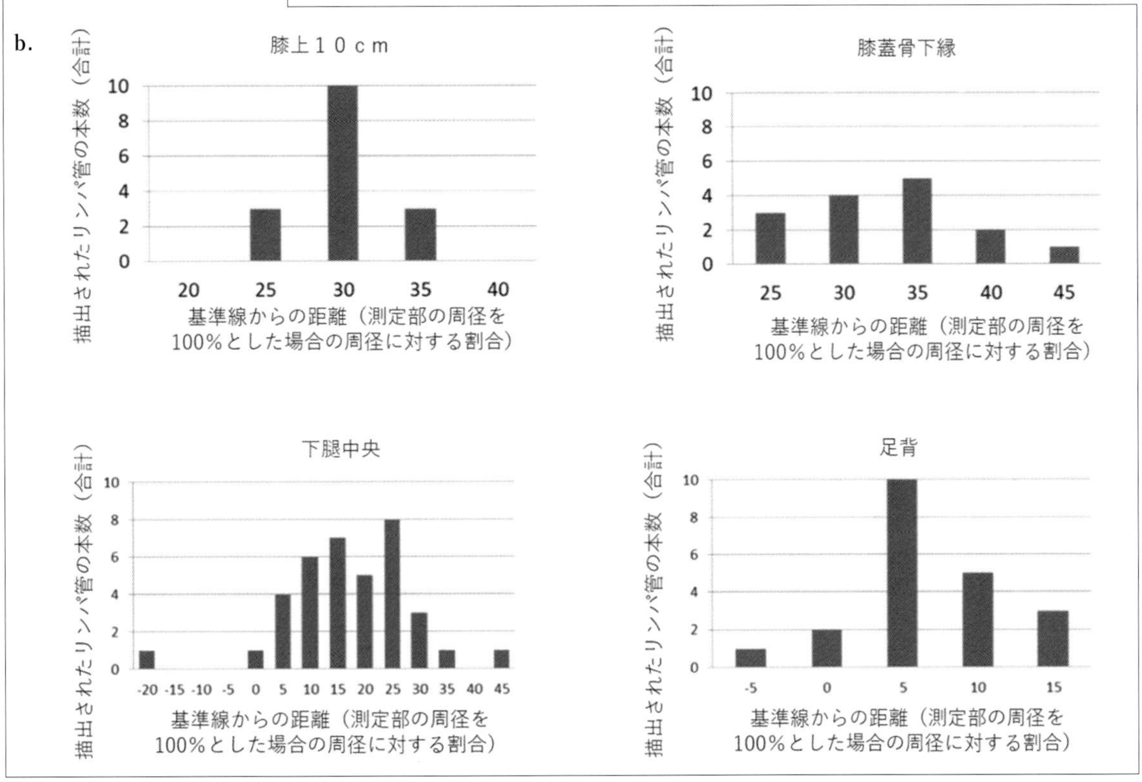

リンパ管静脈吻合

1．リンパ管の位置

リンパ管静脈吻合ではICGリンパ管造影によってリンパ管の走行を確認し，手術部位を決定する．ICG リンパ管造影で患側のリンパ管が描出されない場合は，健側にも同様に ICG を注射し，鏡面像を利用して切開部位を決定する．ICG リンパ管造影では赤外線カメラの到達距離が皮膚から 1.5 cm に限られることと，DBF が存在する症例ではDBF の深部にある線状の描出が確認できないため，その際も健側の造影結果やリンパシンチグラフィーの画像を参考にする．ICG リンパ管造影で描出されるリンパ管は比較的狭い範囲に存在しており，我々は健側下肢に ICG 注射後，圧迫やマッサージを行わずに描出されたリンパ管の位置について検討したところ，リンパ管は下肢の内側の狭い範囲に描出されていた[17]．この部位で皮下静脈を同定して皮膚切開を行えば高い確率でリンパ管を見つけることができる（図 2）．

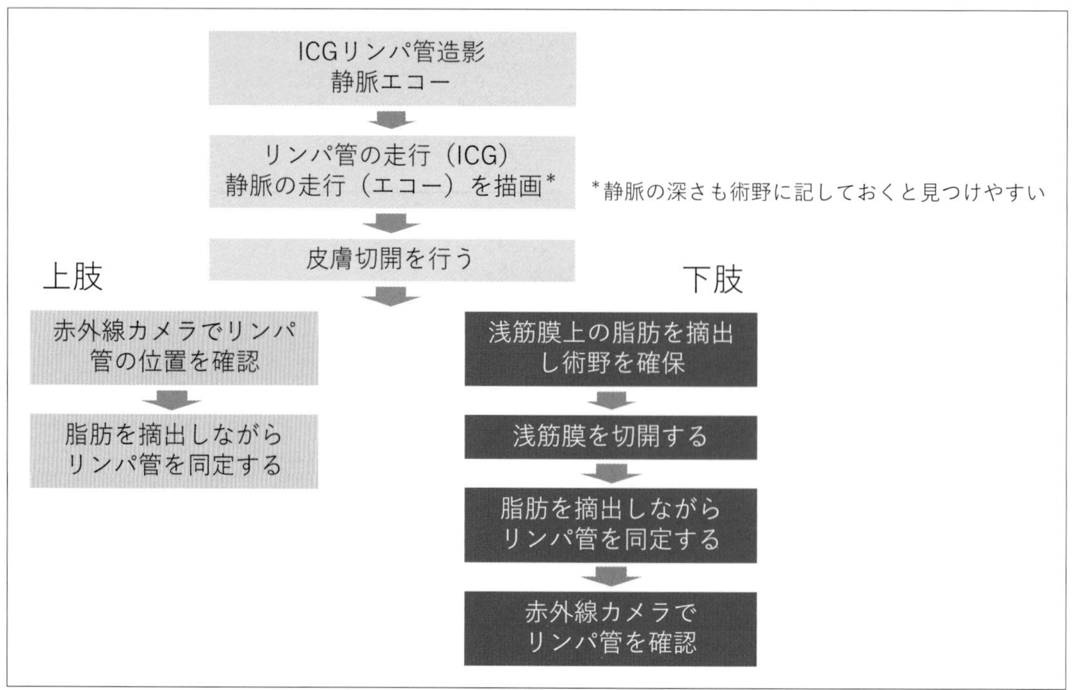

図 3. 上肢と下肢におけるLVAの手順

ICGリンパ管造影ではDBFが生じると深部の集合リンパ管の同定が難しくなる．DBFを伴わない健側にはマッサージを行ってもよいが，DBFを認める患側にマッサージを行うとDBFの範囲が広がってしまうため，患側ではマッサージは行わず，指(趾)や手(足)関節の曲げ伸ばし運動をして，リンパの流れを促すと深部の集合リンパ管をとらえやすい．DBFが連続せず飛び石状に出現する場合は，DBFは現れた部位の下に集合リンパ管を同定できる場合がある．

2．手術の手順

リンパ管静脈吻合は上肢と下肢によって若干方法が異なる．

上肢の場合はリンパ管が皮下の浅い部分に存在するため，皮膚切開後に赤外線カメラでリンパ管の位置を把握することで誤ってリンパ管を損傷してしまう可能性は低くなる．下肢の場合は浅筋膜下に集合リンパ管が存在するため，皮膚切開後に不要な脂肪を摘出して吻合に必要な術野を確保しながら，浅筋膜を切開し，赤外線カメラでリンパの位置を確認して，浅筋膜下にリンパ管を同定する(図3)．脂肪間の線維化がある場合や，脂肪がもろい場合は吸引を用いて直接脂肪を吸引するとリンパ管だけが残る．

3．リンパ管を確実に吻合するための補助

LVAの効果を得るためにはリンパ管の内腔と静脈の内腔を確実に吻合することが重要であることは言うまでもないが，リンパ管は0.3〜0.6 mmと細いため，スーパーマイクロサージャリーの技術を要する．微細な吻合を補助するテクニックとしては，リンパ管と静脈の内腔にナイロン糸を入れて縫合を行うIVaS法[18]や，内腔を確保するためにリンパ管を切離する前に9-0ナイロンをあらかじめ留置してから切離するPIST法[19]などがある．またリンパ液が多い症例では糸を持針器の上において糸結びを行うthe chopstick rest technique[20]が非常に有用である．吻合に使用する器械はスーパーマイクロサージャリー用の軽くて先端が細いものを用いる．

術後の注意点

1．丹毒，蜂窩織炎

丹毒は真皮を中心とした浅い層の感染症で，蜂窩織炎はさらに深い皮下組織までの感染症であ

表 10. 蜂窩織炎に対する抗生剤治療

• 経口薬 CEX　6 cp 分 3
• 点滴薬 CEZ　2 g 8 時間ごと
<β-ラクタムアレルギーの場合> **経口薬** CLDM　6 cp (900 mg) 分 3 **点滴薬** CLDM　600 mg 8 時間ごと 以上を 7～10 日間投与する(軽症例では 5 日間)

CEX：セファレキシン
CEZ：セファゾリン
CLDM：クリンダマイシン

る．リンパ浮腫の患者では蜂窩織炎を発症しやすく，重症例では菌血症となるため早期発見と治療が必要である．外来で血液検査を行い，軽症例では通院で加療が可能であるが，高熱やCRPの異常高値を認めた場合は血液培養を行い，入院のうえ抗生剤の点滴を行う．蜂窩織炎の原因は溶連菌や黄色ブドウ球菌による感染が多く，これらをカバーするセファレキシン(CEX)内服または抗生剤治療を行う(表10)．蜂窩織炎の初期では皮膚に斑点状の紅斑を生じるため，蜂窩織炎を繰り返す症例にはあらかじめ抗生剤を処方しておき，紅斑出現時に内服してもらうことで，重症化を防ぐことも場合によっては必要である．

2．弾性着衣

理学療法はリンパ浮腫の予防だけでなく，LVAなどの外科治療の効果維持にも有用性が報告されている．2020 年以降，鼠径部，骨盤部もしくは腋窩部のリンパ節郭清を伴う悪性腫瘍の術後に発生する四肢のリンパ浮腫に加え，原発性の四肢のリンパ浮腫に対しても，弾性着衣等に係る療養費の支給が認められている．着圧 30 mmHg 以上の弾性着衣が支給対象となっているが，医師の判断により特別な指示がある場合は 20 mmHg 以上の着圧であっても支給が認められる(図 4)．

(別紙様式)

（ 悪性腫瘍の術後 ・ 原発性 ）弾性着衣等　装着指示書

住　　所			
氏　　名		性別	男・女
生年月日	明・大・昭・平・令　　年　　月　　日		
診断名			
手術等年月日	昭・平・令　　年　　月　　日		
手術の区分	（ 鼠径部 ・ 骨盤部 ・ 腋窩部 ）のリンパ節郭清を伴う 悪性腫瘍（種類　　　　　　）		
装着指示日	令和　　年　　月　　日		
患　　肢	右上肢 ・ 左上肢 ・ 右下肢 ・ 左下肢		
弾性着衣等の種類	ストッキング ・ スリーブ ・ グローブ ・ 包帯 (※5) （　着）（　着）（　着）（　着）		
着圧指示	mmHg		
特記事項			

※記載上の注意
1　各欄に記載又は該当項目に○を付すこと。
2　「手術等年月日」欄について、悪性腫瘍の術後の場合、手術年月日を記載する。なお、他院で術を行った等の理由により詳細な日付は判らない場合は、「何年何月頃」との記載でも良い。また、原発性の場合、診療開始日を記載すること。
3　「手術の区分」欄の「（種類　　）」について、悪性腫瘍の具体的な種類を記載すること。
4　「患肢」及び「弾性着衣等の種類」が複数ある場合は、その内訳を「特記事項」欄に記載すること。
5　「弾性着衣等の種類」が包帯の場合は、包帯の装着を指示する理由を「特記事項」欄に記載すること。
6　「着圧指示」が30mmHg未満の場合は、装着が必要な理由を「特記事項」欄に記載すること。

本患者は、上記疾患のため、患肢を常時圧迫する必要があり、弾性着衣等の装着を指示しました。

令和　　年　　月　　日

医療機関名
所 在 地
電話番号
医 師 名　　　　　　㊞

図 4. 医師の指示に基づき購入する弾性着衣(スリーブ・ストッキングなど)が年に 2 回計 4 セットまで療養費として申請可能
＊次回申請までには前回領収書発行日より 6 か月以上の間隔が必要

弾性ストッキングには大きく分けて丸編みと平編みのストッキングがあり，前者は輪ゴムを筒状に重ねたような作りで，生地が比較的薄く伸縮性に優れるが，膝や足首で食い込みを生じやすい．同部位はリンパ管が比較的皮膚の浅い部分を走行する部位であり，弾性ストッキングによってリンパ管の圧迫が生じないように注意が必要である．平編みのストッキングは板状の生地を縫い合わせて作られるため，食い込みを生じにくいが，生地が厚く硬いため装着がしにくい．治療の効果を維持するためには適した弾性着衣の装着が重要であり，資格をもったセラピストと相談することが望ましい．

最後に

近年リンパ浮腫の外科治療が認知されたことや，リンパシンチグラフィーや弾性着衣の購入，複合的理学療法の施行に対して健康保険が適用されるようになったことから，リンパ浮腫の治療を行っていない施設においてもリンパ浮腫の患者が紹介される機会が増えると予測される．今回はリンパ浮腫の診療において活用できる情報をまとめた．本稿以外にも参考文献 1, 2 を参照していただきたい．

参考文献

1）International Lymphedema Framework. Best Practice for the Management of Lymphedema. International Consensus. MEP Ltd, London, 2006.
Summary リンパ浮腫の診断および治療法について解説されているガイドブック．

2）リンパ浮腫診療ガイドライン 2018 年版．日本リンパ浮腫学会編，金原出版，2018.

3）Campisi, C., Boccardo, F.：Microsurgical techniques for lymphedema treatment：derivative lymphatic-venous microsurgery. World J Surg. **28**：609-613, 2004.
Summary 25 年間に治療を行った 676 例の症例について治療効果をまとめた報告．

4）Warren, A. G., et al.：Lymphedema：a comprehensive review. Ann Plast Surg. **59**：464-472, 2007.

5）戸島雅宏，森野良久：複合的理学療法における下肢リンパ浮腫の水分変化―部位別多周波数インピーダンス法による定量的評価―．静脈学．**31**(1)：1-7，2020.

6）塗　隆志，上田晃一：リンパ管静脈吻合の吻合形態に対する考察．リンパ学．**44**(1)：18-23, 2021.
Summary 端々吻合と，側端吻合が LVA の効果に与える影響について考察した論文．

7）北村　薫，赤澤宏平：乳がん術後のリンパ浮腫に関する多施設実態調査と今後の課題．脈管学．**50**(6)：715-720，2010.

8）Yamamoto, T., et al.：Lower extremity lymphedema index：a simple method for severity evaluation of lower extremity lymphedema. Ann Plast Surg. **67**(6)：637-640, 2011.
Summary 学会などでもリンパ浮腫の治療効果判定としてよく用いられる LEL index について解説された論文．

9）Yamamoto, T., et al.：Upper extremity lymphedema index：a simple method for severity evaluation of upper extremity lymphedema. Ann Plast Surg. **70**(1)：47-49, 2013.
Summary 上肢に対する UEL index について解説された論文．

10）Maegawa, J., et al.：Types of lymphoscintigraphy and indications for lymphaticovenous anastomosis. Microsurgery. **30**(6)：437-442, 2010.
Summary リンパシンチグラフィーによるリンパ浮腫の病期分類（前川分類）についての論文．

11）Nuri, T., et al.：Lymphoscintigraphy for prediction of effect of lymphaticovenular anastomosis for treatment of secondary lower limb lymphedema. J Vasc Surg Venous Lymphat Disord. **10**(5)：1079-1086.e2, 2022
Summary リンパシンチの結果を用いて LVA の効果予測について検討した論文．

12）Unno, N., et al.：Preliminary experience with a novel fluorescence lymphography using indocyanine green in patients with secondary lymphedema. J Vasc Surg. **45**(5)：1016-1021, 2007.
Summary 赤外線カメラと ICG を組み合わせたリンパ管造影を報告した論文．

13）Novotny, H. R., Alvis, D.：A method of photographing fluorescence in circulating blood of the human eye. Tech Doc Rep SAMTDR USAF Sch Aerosp Med. **60**(82)：1-4, 1960.

14）Akita, S., et al.：A phase Ⅲ, multicenter, single-arm study to assess the utility of indocyanine green fluorescent lymphography in the treatment of secondary lymphedema. J Vasc Surg Venous Lymphat Disord. **10**(3)：728-737.e3, 2022.
Summary ICG リンパ管造影の有効性を検討した多施設共同研究の報告．

15）Shinaoka, A., et al.：Correlations between tracer injection sites and lymphatic pathways in the leg：a near-infrared fluorescence lymphography study. Plast Reconstr Surg. **144**(3)：634-642, 2019.
Summary 新鮮屍体に ICG リンパ管造影を行うことで，リンパ管の解剖学的位置を明らかにした研究．

16）Nuri, T., et al.：Effect of variable injection sites for indocyanine green dye on the success of lymphaticovenular anastomosis. J Reconstr Microsurg Open. **4**：e92-e95, 2019.
Summary ICG の注射部位が LVA の効果に及ぼす影響について検討した論文．

17）Kinugawa, K., et al.：Lymph vessel mapping using indocyanine green lymphography in the nonaffected side of lower leg. Plast Reconstr Surg Glob Open. **8**(6)：e2929, 2020.

Summary　生体におけるICGリンパ管造影において平滑筋の運動で描出されるリンパ管の位置を調べた論文.

18）Narushima, M., et al.：The intravascular stenting method for treatment of extremity lymphedema with multiconfiguration lymphaticovenous anastomosis. Plast Reconstr Surg. **125**：935-943, 2010.
Summary　LVAにとって非常に有用なIVas法についての報告.

19）Nuri, T., et al.：Preparatory intravascular stenting technique：an easier method of supermicrosurgical lymphaticovenular anastomosis. Ann Plast Surg. **71**(5)：541-543, 2013.
Summary　リンパ管に糸を通してから切離することで内腔を確保するテクニックを紹介した論文.

20）Yajima, K., et al.：A new technique of microvascular suturing：the chopstick rest technique. Br J Plast Surg. **57**(6)：567-571, 2004.
Summary　血管吻合やリンパ管静脈吻合に有効なchopstick rest techniqueについての論文.

FAX 専用注文書 形成・皮膚 2211

年　月　日

○印	PEPARS	定価(消費税込み)	冊数
	2023 年 1 月～12 月定期購読(送料弊社負担)	44,220 円	
	PEPARS No. 183 乳房再建マニュアル —根治性，整容性，安全性に必要な治療戦略— 増大号	5,720 円	
	PEPARS No. 171 眼瞼の手術アトラス—手術の流れが見える— 増大号	5,720 円	
	バックナンバー(号数と冊数をご記入ください) No.		

○印	Monthly Book Derma.	定価(消費税込み)	冊数
	2023 年 1 月～12 月定期購読(送料弊社負担)	43,560 円	
	MB Derma. No. 320 エキスパートへの近道！間違いやすい皮膚疾患の見極め 増刊号	7,700 円	
	MB Derma. No. 314 手元に 1 冊！皮膚科混合薬・併用薬使用ガイド 増大号	5,500 円	
	バックナンバー(号数と冊数をご記入ください) No.		

○印	瘢痕・ケロイド治療ジャーナル
	バックナンバー(号数と冊数をご記入ください) No.

○印	書籍	定価(消費税込み)	冊数
	カスタマイズ治療で読み解く美容皮膚診療	10,450 円	
	日本美容外科学会会報　Vol. 44　特別号　「美容医療診療指針 令和 3 年度改訂版」	4,400 円	
	ここからマスター！手外科研修レクチャーブック	9,900 円	
	足の総合病院・下北沢病院がおくる！ ポケット判 主訴から引く足のプライマリケアマニュアル	6,380 円	
	明日の足診療シリーズⅡ　足の腫瘍性病変・小児疾患の診かた	9,900 円	
	カラーアトラス 爪の診療実践ガイド 改訂第 2 版	7,920 円	
	イチからはじめる美容医療機器の理論と実践 改訂第 2 版	7,150 円	
	臨床実習で役立つ形成外科診療・救急外来処置ビギナーズマニュアル	7,150 円	
	足爪治療マスター BOOK	6,600 円	
	図解 こどものあざとできもの—診断力を身につける—	6,160 円	
	美容外科手術—合併症と対策—	22,000 円	
	運動器臨床解剖学—チーム秋田の「メゾ解剖学」基本講座—	5,940 円	
	グラフィック リンパ浮腫診断—医療・看護の現場で役立つケーススタディ—	7,480 円	
	足育学　外来でみるフットケア・フットヘルスウェア	7,700 円	
	ケロイド・肥厚性瘢痕 診断・治療指針 2018	4,180 円	
	実践アトラス 美容外科注入治療　改訂第 2 版	9,900 円	
	ここからスタート！眼形成手術の基本手技	8,250 円	
	Non-Surgical 美容医療超実践講座	15,400 円	

お名前	フリガナ ㊞	診療科
ご送付先	〒　　－ □自宅　　□お勤め先	
電話番号		□自宅 □お勤め先

バックナンバー・書籍合計 5,000 円以上のご注文は代金引換発送になります

—お問い合わせ先—
㈱全日本病院出版会営業部
電話 03(5689)5989

FAX 03(5689)8030

PEPARS バックナンバー一覧

2017年

No. 123 実践！よくわかる縫合の基本講座 増大号
編集／菅又　章

2018年

No. 135 ベーシック＆アドバンス皮弁テクニック 増大号
編集／田中克己

2019年

No. 147 美容医療の安全管理と
トラブルシューティング 増大号
編集／大慈弥裕之

2020年

No. 157 褥瘡治療の update
編集／石川昌一

No. 158 STEP by STEP の写真と図で理解する　手指の外傷治療
編集／小野真平

No. 159 外科系医師必読！形成外科基本手技 30 増大号
―外科系医師と専門医を目指す形成外科医師のために―
編集／上田晃一

No. 160 眼瞼下垂手術―整容と機能の両面アプローチ―
編集／清水雄介

No. 161 再建手術の合併症からのリカバリー
編集／梅澤裕己

No. 162 重症下肢虚血治療のアップデート
編集／辻　依子

No. 163 人工真皮・培養表皮 どう使う，どう生かす
編集／森本尚樹

No. 164 むくみ診療の ONE TEAM―静脈？リンパ？肥満？―
編集／三原　誠・原　尚子

No. 165 瘢痕拘縮はこう治療する！
編集／小川　令

No. 166 形成外科で人工知能(AI)・
バーチャルリアリティ(VR)を活用する！
編集／大浦紀彦・秋元正宇

No. 167 NPWT(陰圧閉鎖療法)を再考する！
編集／榊原俊介

No. 168 実は知らなかった！新たに学ぶ頭頸部
再建周術期管理の 10 の盲点
編集／矢野智之

2021年

No. 169 苦手を克服する手外科
編集／鳥谷部荘八

No. 170 ボツリヌストキシンはこう使う！
―ボツリヌストキシン治療を中心としたコンビネーション治療のコツ―
編集／古山登隆

No. 171 眼瞼の手術アトラス―手術の流れが見える― 増大号
編集／小室裕造

No. 172 神経再生医療の最先端
編集／素輪善弘

No. 173 ケロイド・肥厚性瘢痕治療 update
編集／清水史明

No. 174 足の再建外科 私のコツ
編集／林　明照

No. 175 今，肝斑について考える
編集／宮田成章

No. 176 美容外科の修正手術
―修正手術を知り，初回手術に活かす―
編集／原岡剛一

No. 177 当直医マニュアル　形成外科医が教える外傷対応
編集／横田和典

No. 178 レベルアップした再建手術を行うためにマスターする遊離皮弁
編集／鳥山和宏

No. 179 マイクロサージャリーの基礎をマスターする
編集／多久嶋亮彦

No. 180 顔面骨骨折を知り尽くす
編集／尾﨑　峰

2022年

No. 181 まずはここから！四肢のしこり診療ガイド
編集／土肥輝之

No. 182 遊離皮弁をきれいに仕上げる―私の工夫―
編集／櫻庭　実

No. 183 乳房再建マニュアル 増大号
―根治性，整容性，安全性に必要な治療戦略―
編集／佐武利彦

No. 184 局所皮弁デザイン―達人の思慮の技―
編集／楠本健司

No. 185 <美容外科道場シリーズ>
要望別にみる鼻の美容外科の手術戦略
編集／中北信昭

No. 186 口唇口蓋裂治療
―長期的経過を見据えた初回手術とプランニング―
編集／彦坂　信

No. 187 皮膚科ラーニング！ STEP UP 形成外科診療
編集／土佐眞美子・安齋眞一

No. 188 患者に寄り添うリンパ浮腫診療―診断と治療―
編集／前川二郎

No. 189 <美容外科道場シリーズ>
埋没式重瞼術
編集／百澤　明

No. 190 こんなマニュアルが欲しかった！
形成外科基本マニュアル [1]
編集／上田晃一

各号定価 3,300 円(本体 3,000 円＋税)．ただし，増大号のため，No. 123, 135, 147, 159, 171, 183 は定価 5,720 円（本体 5,200 円＋税)．
在庫僅少品もございます．品切の場合はご容赦ください．
(2022 年 10 月現在)

掲載されていないバックナンバーにつきましては，弊社ホームページ(www.zenniti.com)をご覧下さい．

2023 年　年間購読　受付中！
年間購読料　44,220 円(消費税込)(送料弊社負担)
(通常号 10 冊＋増大号 1 冊＋臨時増大号 1 冊：合計 12 冊)

★おかげさまで 2023 年 8 月に 200 号を迎えます★
2023 年 8 月号は臨時増大号(定価 5,500 円)として発行いたします！

click
全日本病院出版会　検索

次号予告

<1人医長マニュアルシリーズ>
手外傷への対応

No.192（2022年12月号）

編集／大津赤十字病院部長　石河　利広

掲載広告一覧

No. 191　編集企画：
上田　晃一　大阪医科薬科大学教授

PEPARS　No. 191
2022年11月15日発行（毎月1回15日発行）
定価は表紙に表示してあります.
Printed in Japan

発行者　末　定　広　光
発行所　株式会社　**全日本病院出版会**
〒113-0033 東京都文京区本郷3丁目16番4号
電話（03）5689-5989　Fax（03）5689-8030
郵便振替口座 00160-9-58753

印刷・製本　三報社印刷株式会社　電話（03）3637-0005
広告取扱店　㈾日本医学広告社　電話（03）5226-2791